Diabetes in Children and Adolescents
A Guide to Diagnosis and Management

儿童和青少年糖尿病
诊断与管理指南

主　编　[美]William V. Tamborlane
主　审　施秉银
主　译　黄燕萍　史瑞明　吴红艳
副主译　谭璐　刘丽　朱凯莉

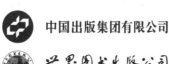
中国出版集团有限公司

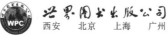
世界图书出版公司
西安　北京　上海　广州

图书在版编目（CIP）数据

儿童和青少年糖尿病诊断与管理指南 /（美）威廉·V. 坦博兰 (William V. Tamborlane) 主编；黄燕萍，史瑞明，吴红艳主译. —西安：世界图书出版西安有限公司, 2024.2

书名原文：Diabetes in Children and Adolescents: A Guide to Diagnosis and Management

ISBN 978-7-5232-1057-4

Ⅰ.①儿… Ⅱ.①威… ②黄… ③史… ④吴… Ⅲ.①小儿疾病—糖尿病—诊疗—指南②青少年—糖尿病—诊疗—手册 Ⅳ.① R725.8-62 ② R587.1-62

中国国家版本馆 CIP 数据核字 (2024) 第 049651 号

书　名	儿童和青少年糖尿病诊断与管理指南	
	ERTONG HE QINGSHAONIAN TANGNIAOBING ZHENDUAN YU GUANLI ZHINAN	
主　编	［美］William V. Tamborlane	
主　译	黄燕萍　史瑞明　吴红艳	
责任编辑	岳姝婷	
装帧设计	新纪元文化传播	
出版发行	世界图书出版西安有限公司	
地　址	西安市雁塔区曲江新区汇新路 355 号	
邮　编	710061	
电　话	029-87214941　029-87233647（市场营销部）	
	029-87234767（总编室）	
网　址	http：//www.wpcxa.com	
邮　箱	xast@wpcxa.com	
经　销	新华书店	
印　刷	西安雁展印务有限公司	
开　本	889mm×1194mm　1/32	
印　张	7.625	
字　数	190 千字	
版次印次	2024 年 2 月第 1 版　2024 年 2 月第 1 次印刷	
版权登记	25-2023-311	
国际书号	ISBN 978-7-5232-1057-4	
定　价	88.00 元	

医学投稿　xastyx@163.com ‖ 029-87279745　029-87285296
☆如有印装错误，请寄回本公司更换☆

　　特别感谢Susan Berson，多年来她一直是我们儿童糖尿病研究项目的慷慨支持者。

编者名单
Contributors

Sonia Caprio, MD　Yale-New Haven Children's Hospital, Department of Pediatrics, Yale School of Medicine, New Haven, CT, USA

Lori Carria, SC　Yale-New Haven Children's Hospital, Department of Pediatrics, Yale School of Medicine, New Haven, CT, USA

Eda Cengiz, MD, MHS　Yale-New Haven Children's Hospital, Department of Pediatrics, Yale School of Medicine, New Haven, CT, USA

Ishani Choksi, MD　Yale-New Haven Children's Hospital, Department of Pediatrics, Yale School of Medicine, New Haven, CT, USA

Elizabeth A. Doyle, DPN, APRN　Yale School of Nursing, Primary Care Division, Orange, CT, USA

Patricia Gatcomb, MSN, APRN　Yale-New Haven Children's Hospital, Department of Pediatrics, Yale School of Medicine, New Haven, CT, USA

Rachel Goldberg-Gel, MSN, CPNP, APRN　Yale-New Haven Children's Hospital, Department of Pediatrics, Yale School of Medicine, New Haven, CT, USA

Cindy Guandalini, MSN　Yale-New Haven Children's Hospital, Department of Pediatrics, Yale School of Medicine, New Haven, CT, USA

Jasmine Gujral, MD　Yale-New Haven Children's Hospital, Department of Pediatrics, Yale School of Medicine, New Haven, CT, USA

Pamela Hu, MD　Yale-New Haven Children's Hospital, Department of Pediatrics, Yale School of Medicine, New Haven, CT, USA

Kelly Joseph, MD　Yale-New Haven Children's Hospital, Department of Pediatrics, Yale School of Medicine, New Haven, CT, USA

Patrick McAllister, BS   University of Connecticut, School of Medicine, Farmington, CT, USA

Shana Mencher, MD   Yale-New Haven Children's Hospital, Department of Pediatrics, Yale School of Medicine, New Haven, CT, USA

Kathryn Nagel, MD   Yale New Haven Hospital, Internal Medicine/Pediatrics Residency, New Haven, CT, USA

Laura Nally, MD   Yale-New Haven Children's Hospital, Department of Pediatrics, Yale School of Medicine, New Haven, CT, USA

Amy Page, LCSW   Yale Children's Hospital, Social Work, New Haven, CT, USA

Anisha Patel, DO   Yale-New Haven Children's Hospital, Department of Pediatrics, Yale School of Medicine, New Haven, CT, USA

Rachel Perry, MD   Yale University School of Medicine, Cellular & Molecular Physiology and Internal Medicine (Endocrinology), New Haven, CT, USA

Paulina Rose, RD, CDCES   Yale-New Haven Children's Hospital, Department of Pediatrics, Yale School of Medicine, New Haven, CT, USA

Stephanie Samuels, MD   Yale-New Haven Children's Hospital, Department of Pediatrics, Yale School of Medicine, New Haven, CT, USA

Nicola Santoro, MD   Yale-New Haven Children's Hospital, Department of Pediatrics, Yale School of Medicine, New Haven, CT, US

Mary Savoye, RD, CDCES   Yale-New Haven Children's Hospital, Department of Pediatrics, Yale School of Medicine, New Haven, CT, USA

Jennifer Sherr, MD   Yale-New Haven Children's Hospital, Department of Pediatrics, Yale School of Medicine, New Haven, CT, USA

Stephan Siebel, MD   Yale-New Haven Children's Hospital, Department of Pediatrics, Yale School of Medicine, New Haven, CT, USA

Amy Steffen, BSN, RN   Yale-New Haven Children's Hospital, Department of Pediatrics, Yale School of Medicine, New Haven, CT, USA

Kerry Stephenson, MSN   Yale-New Haven Children's Hospital, Department of Pediatrics, Yale School of Medicine, New Haven, CT, USA

William V. Tamborlane, MD   Yale-New Haven Children's Hospital, Department of Pediatrics, Yale School of Medicine, New Haven, CT, USA

Eileen Tichy, RD, PA   Yale-New Haven Children's Hospital, Department of Pediatrics, Yale School of Medicine, New Haven, CT, USA

Michelle Van Name, MD   Yale-New Haven Children's Hospital, Department of Pediatrics, Yale School of Medicine, New Haven, CT, USA

Apoorva Ravindranath Waikar, MD   Yale-New Haven Children's Hospital, Department of Pediatrics, Yale School of Medicine, New Haven, CT, USA

Stuart A. Weinzimer, MD   Yale-New Haven Children's Hospital, Department of Pediatrics, Yale School of Medicine, New Haven, CT, USA

Melinda Zgorski, BSN   Yale-New Haven Children's Hospital, Department of Pediatrics, Yale School of Medicine, New Haven, CT, USA

郑重声明

由于医学是不断更新和拓展的学科，因此相关实践操作、治疗方法及药物应用都有可能改变，希望读者审查书中提供的信息资料及相关手术的适应证和禁忌证。作者、编辑、出版者或经销商不对书中的错误或疏漏以及应用其中信息产生的任何后果负责，关于出版物的内容不作任何明确或暗示的保证。作者、编辑、出版者和经销商不就由本出版物所造成的人身或财产损害承担任何责任。

译 序
Foreword

　　糖尿病目前已成为影响人类的重大公共卫生问题。儿童和青少年糖尿病有其特殊性，大部分患者为 1 型糖尿病，起病急、病情重、终身需要以胰岛素为主的治疗，患者一生与疾病相伴。近年来 2 型糖尿病在儿童和青少年中的发病率也不断升高，给儿童和青少年的健康带来了巨大影响。本书旨在为广大从事儿童和青少年糖尿病医疗工作的医生、护士和相关人员提供重要的实践指导。同时也为关心儿童和青少年健康的读者，尤其是那些正在面临儿童和青少年糖尿病困扰的家庭，提供全面、实用的信息。了解糖尿病的相关知识，掌握有效的疾病管理技巧，对于帮助患者及其家庭正确应对这一疾病至关重要。

　　本书主编 William V. Tamborlane 教授，早在担任住院总医师期间（1978 年）就在所在医院率先使用小剂量胰岛素治疗糖尿病酮症酸中毒。作者基于丰富的理论知识和临床经验，贡献了权威的专业知识。本书深入浅出地剖析了儿童和青少年糖尿病的病因、症状、诊断、治疗、护理及预防等相关知识。同时对近年来糖尿病领域的治疗和血糖监测重要进展也做了详细介绍。作者还特别关注了患儿的心理健康，强调家庭、学校和社会应当为这些患者提供更多的关心和支持。

　　本书的主译黄燕萍教授是西安交通大学第一附属医院儿科主任医师，曾担任教学部部长，有着丰富的临床及教学经验。其他译者大部分是西安交通大学第一附属医院儿科教研室及相关专业的中青年学者和业务骨干。为了保持对原著翻译的准确性和完整性，兼顾中文读者的阅读习惯，翻译过程中进行了反复审校、讨论和修订，期望让更多的中国读者能够较轻松地理解并接受这本书所传递的知识和信息。

William V. Tamborlane 教授在引言中指出：对患 1 型糖尿病的年轻人来说，现在是最好的时代（the best of times），也是最坏的时代（the worst of times）。之所以是最好的时代，是因为在过去的 20 多年里人们研究出了治疗糖尿病的先进技术，如新型胰岛素泵和准确的实时血糖监测，以及二者结合而成的半自动胰岛素泵／葡萄糖传感器系统等，该设备可部分自动调节胰岛素的输入。这些先进技术的应用也使儿童和青少年糖尿病的良好控制率明显提高。但遗憾的是，目前还没有预防这种疾病的办法。很多儿童和青少年糖尿病患者无法接受到上述新技术，血糖控制很差，也经常发生糖尿病酮症酸中毒。希望这本书能够成为从事儿童和青少年糖尿病的临床医生、护士、营养师及社会工作者和糖尿病研究工作者的得力助手，也为儿童和青少年糖尿病患者及其家人提供有力的支持。同时，我们也期待通过这本书，能够引起更多人对儿童和青少年糖尿病的关注，共同为他们的健康成长贡献力量，迎接更加美好的未来。

最后谨以此序，祝愿每一位读者都能从这本书中获益，祝愿所有的儿童和青少年都能健康成长，远离疾病的困扰。

施秉银

2024 年 2 月

丛书主编序
Series Editor Foreword

由于1型糖尿病患者占比较少（大约10%），它有时被归为"其他类型糖尿病"。然而，它的重要性无论怎样强调都不为过，因为它不但危及生命，还常常发生在儿童时期，会对患者产生巨大的长远影响。

本书主要介绍儿童糖尿病。尽管在第2章中，作者讨论了儿童中各种罕见类型的糖尿病（主要是单基因型），但本书的大部分内容都集中在儿童期1型和2型糖尿病（2型糖尿病在儿童中的发病率也在快速增长）。本书详细介绍了儿童糖尿病的遗传学、发病机制、临床表现、治疗目标，以及目前可用的有效治疗工具。

在此为儿科内分泌领域的专家们强烈推荐这本最新进展的著作，毫无疑问，他们将会发现它对学术研究和临床工作都具有极为重要的价值。

Leonid Poretsky

Division of Endocrinology

Lenox Hill Hospital

New York，NY，USA

目　录
Contents

第 1 部分　1 型糖尿病

第 1 部分

1 型糖尿病

William V. Tamborlane

概　述

借用查尔斯·狄更斯（Charles Dickens）的风格——对于患有 1 型糖尿病（T1D）的年轻人而言，这是最好的时期，也是最糟糕的时期。正如本书第 1 部分将要描述的，在过去 20 年中，糖尿病诊疗技术的发展出现了实质性的爆炸式进展，如改进的新型胰岛素泵，以及针对 T1D 青少年的更精确、实时的持续血糖监测仪（CGM）。事实上，CGM 已被批准作为血糖仪监测的替代品，并通过将其纳入半自动集成胰岛素泵 / 葡萄糖传感器系统，充分发挥胰岛素泵治疗的潜力。在这些系统中，胰岛素泵的输注速率部分由传输到嵌入患者胰岛素泵的微型计算机的传感器葡萄糖浓度的变化来自动调节。第一个被监管机构批准的集成设备被称为"混合闭环系统"，患者必须手动启动胰岛素泵，以便在饭前及进食较多零食之前给予大剂量胰岛素。然而，两餐之间和夜间胰岛素输注率的变化是根据葡萄糖传感器

W. V. Tamborlane (✉)
Yale-New Haven Children's Hospital, Department of Pediatrics,
Yale School of Medicine, New Haven, CT, USA
e-mail: William.tamborlane@yale.edu

© Springer Nature Switzerland AG 2021
W. V. Tamborlane (ed.), *Diabetes in Children and Adolescents*, Contemporary Endocrinology,
https://doi.org/10.1007/978-3-030-64133-7-1

读数的变化而自动控制的。当这些系统在餐间和夜间自动控制下运行时，不再有预先设定的基础输注率。此外，集成和独立的CGM可以将传感器数据上传到云端，并将这些数据传输到智能手机。这种设备非常受T1D患儿家长的欢迎，因为他们可以通过手机实时监测患儿血糖水平的变化。

然而，有相当多的T1D年轻人未能采用新的先进糖尿病诊疗技术，导致其糖化血红蛋白（HbA1c）水平仍然过高，严重低血糖和糖尿病酮症酸中毒的发作亦较频繁，尤其是在青少年T1D患者中。

此外，4类以上新型药物中的很多产品已被批准用于成人2型糖尿病（T2D）。但直到最近，唯一一个基于一项小型随机临床试验的结果获批用于T2D儿童和青少年的药物是二甲双胍——一种20多年前就已经被批准用于T2D青少年的药物。在本书的第2部分，我们将解释为什么成功完成随机临床试验来证明新药对年轻T2D患者的疗效和安全性如此困难。我们还将指出，在不久的将来，我们可能会改变儿童T2D的治疗。

T1D治疗进展的展望

糖尿病控制与并发症试验（DCCT）于1993年成功完成，该试验证明了强化治疗能够延缓或预防糖尿病并发症的发展。有关这一试验，DCCT主席Oscar Crofford说："这不是T1D治疗的结束，而是试图有效管理T1D的开始。"Crofford博士认为患者和医生在实现和维持糖尿病结局改善方面仍然面临着许多挑战。因此，我们有必要简要回顾一下我们在治疗青少年T1D方面取得的进展。

1975年，在乔治城大学完成儿科住院医师培训后，我在耶鲁大学开始了儿科内分泌学博士后学习。作为乔治城大学的总住院医师，我推动了一种新的方法在治疗因糖尿病酮症酸中毒而入院的 T1D 儿童和青少年中的应用。这种小剂量静脉注射常规胰岛素（而不是大剂量皮下注射胰岛素）的新方法是基于 George Alberti 教授及其同事在《英国医学杂志》（*British Medical Journal*）上发表的一篇论文 [1]。这种方法已成为治疗糖尿病酮症酸中毒的公认标准。因此，糖尿病的治疗成了我特别感兴趣的领域 [2]。

不幸的是，我当时没有意识到青少年 T1D 的治疗选择有多么匮乏。具体来说，只有普通胰岛素、中性鱼精蛋白胰岛素和长效胰岛素（精蛋白锌胰岛素）可用，并且每天只能注射 1~2 次。这些胰岛素是从牛和猪的胰腺中提取的胰岛素，其时间 – 作用曲线与进餐时碳水化合物的吸收率并不匹配，并且它们含有会导致注射部位脂肪萎缩的成分。20 世纪 60 年代和 70 年代使用的注射器也无法与今天使用的胰岛素笔和微注射针相比。

在被我称为"糖尿病艰难岁月"的时期，我们没有一种有效的方法来监测治疗，直到 1979—1980 年自我血糖监测仪问世。多年来，青少年被要求每天检查 3~4 次尿液以确定尿液中是否存在葡萄糖。回想起来，这是一项毫无价值的努力。我们的一位前辈说："根据监测尿糖来调整胰岛素剂量就像试图通过影子来击打棒球。"另一位前辈告诉我："这就像驾驶一辆时速限定在 180 英里（约 290 km/h）以上的汽车。"早期开发血糖监测的先驱之一本身也患有 T1D，他告诉我因为他不明白为什么明明觉得自己低血糖，而尿液葡萄糖检测仍然呈阳性，所以他开始测量指尖血糖水平。

进一步要求患者在预约就诊前一天分 4 个时段收集所有尿液（早餐到午餐间、午餐到晚餐间、晚餐到就寝前和夜间），这实际上是在折磨 T1D 患者。我们甚至把糖尿病门诊安排在周一，这样患者家属可以在周末后马上把收集的尿液带来。令人难以置信的是，我们过去经常根据一天的尿液情况来调整患者早餐和晚餐的胰岛素剂量，但这也是毫无价值的。回顾过去，在那些日子里，我们只是给了患者足够的胰岛素来促进正常生长和预防糖尿病酮症酸中毒。然而，当我们能够测量 HbA1c 水平时，发现几乎所有患者的 HbA1c 值都大于 11.0%。

转　折

1979—1980 年，第一个能够提供更符合生理节律的胰岛素输注和更好的血糖控制监测的设备问世。我们证明了与每天注射 1~2 次胰岛素相比，通过小型输液泵持续皮下注射胰岛素是一种更符合生理学的有效 T1D 胰岛素替代方法 [3]。继胰岛素泵成功使用后，每天多次注射短效和长效胰岛素的方法也相继得到应用。胰岛素泵和多次注射都被称为基础 / 大剂量疗法。同时，自我血糖监测（SMBG）的引入，以及能够反映过去 3 个月平均血糖水平的糖化血红蛋白（HbA1c）测量的实现，改变了监测糖尿病治疗效果的能力。

这些进展促使了 DCCT 的成功，因为在 10 年研究时间中，我们能够实现并维持随机分入强化治疗组的参与者的 HbA1c 水平显著低于常规治疗组（图 1.1）。更重要的是，DCCT 最终确定，将血糖和 HbA1c 降至尽可能接近正常的水平，可以延缓或预防糖尿病视网膜病变（该研究的主要结果）及其他糖尿病相关血管并发症的发生 [4-5]。对 DCCT 参与者进一步长期随访，研究糖尿病干预和并发症流行病学（EDIC）也证明了严格代谢控制的益处 [6-7]。DCCT/EDIC 真正惊人的一个方面是，几乎所有参与

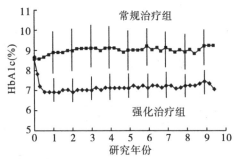

图 1.1 在糖尿病控制和并发症试验（DCCT）的 10 年治疗中，随机分入常规治疗组和强化治疗组的患者的 HbA1c 水平差异（来自 DCCT 研究组）[4]

者都在超过 35 年的时间里持续接受了随访。

目前面临的问题

  DCCT 中被随机分入强化治疗组的大多数参与者，尽管在严格控制糖尿病代谢方面表现良好，但其严重低血糖的发生率增加了 3 倍，尤其是 HbA1c 水平最低的那些患者[4]。此外，我们的专职护士协调员团队为参与者提供的协助和鼓励对 DCCT 的成功起到了非常重要的作用，这在临床实践中很难实现。事实上，当恢复常规临床实践时，先前强化治疗组的 HbA1c 水平从 7.0% 左右上升到 8.0% 左右，而在 DCCT 结束时接受强化治疗培训的前常规治疗组中，HbA1c 水平从 9.0% 下降到仅 8.0%（图 1.2）。

  因此，过去 27 年中，在不增加严重低血糖发生率的情况下，研究者们花费了大量的精力来提高胰岛素治疗的疗效。这些努力促进了短效和长效胰岛素类似物的引入，新的和改进的胰岛素泵的使用增加，以及开发足够准确的实时 CGM 以取代 SMBG 测试。然而，值得注意的是，这些进展都没有减轻 T1D 管理的负担，也没有减少患儿父母对低血糖和糖尿病酮症酸中毒的担忧。

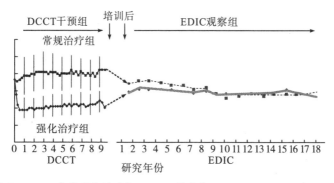

图 1.2　EDIC 中前两个治疗组 HbA1c 的变化

T1D 治疗的持续挑战，特别是在青少年中的挑战，通过在美国 T1D 交换临床登记处收集的 26 000 多例 T1D 患者的有关临床结果的初始数据可以很好地说明[8]。在所有年龄组中，13~18 岁青少年的 HbA1c 水平最高，仅低于 9.0%，与 35 年前参加 DCCT 的青少年的基线 HbA1c 水平相近。事实上，该年龄组中很少有患者达到低于 7.5% 的目标 HbA1c 水平，直到 30 岁，HbA1c 水平才降至老年人的水平（约 7.5%）。我喜欢称其为"大孩子（Peter Pan）"，也就是说，年轻成年男性直到 30 岁才"成熟"。此外，来自 T1D 交换登记处的随访数据显示，青少年的 HbA1c 水平实际上增加了，严重低血糖和糖尿病酮症酸中毒的发生风险仍然很高，并且 ≤ 50% 的儿科患者接受了先进的糖尿病治疗技术[9]。

光明是否就在前方？

我和我的同事坚信，我们正处于青少年 T1D 治疗转型进展的边缘，也就是说，治疗的重大进展不仅可以改善患者的临床结局，也可降低糖尿病治疗的负担。因此，我们在本书的第 1

部分专门介绍了对青少年 T1D 治疗产生最大影响的进展，包括胰岛素泵的最新技术、最新一代 CGM 设备，以及最重要的技术改进——将 CGM 集成到半自动的胰岛素泵 /CGM 系统中。

这本书将包括以下内容：

- 1 型和 2 型糖尿病的病理生理学。
- 糖尿病的诊断。
- 青少年 T1D 患者的初始管理。
- 不同胰岛素的类型和作用。
- 胰岛素泵治疗。
- 监测血糖控制。

重要的教育和生活方式因素如下：

- 医学营养疗法。
- 运动与糖尿病。
- T1D 的心理社会挑战。

其他因素：

- 糖尿病急性并发症。
- 疾病期管理。
- 共病的筛查。
- 非胰岛素辅助治疗。
- 儿童和青少年患者对 T1D 管理挑战的看法。
- 自动胰岛素输送系统。

儿童 2 型糖尿病（T2D）

随着肥胖在美国和世界各地的流行，最近研究发现肥胖青少年通常在 10~18 岁会发展成 T2D。因此，我们在本书的第 2 部分致力于关注 T2D 青少年的挑战。最新研究表明，大多数新发 T2D 的青少年单独使用二甲双胍就可以有效控制血糖，即使他们最初需要胰岛素治疗以快速纠正糖毒性[10]。然而，目前研究还显示，二甲双胍单药治疗往往会迅速失败，需要添加第二种药物才能维持目标 HbA1c 水平[11]。虽然患有 T2D 的成年人有很多新药可选，以作为二甲双胍的附加治疗，但胰岛素是过去 20 年中唯一被批准用于青少年 T2D 的药物。不幸的是，由于许多原因，胰岛素对 T2D 青少年患者的挽救治疗效果普遍令人失望。然而，非常令人鼓舞的是，青少年 T2D 患者的治疗选择开始增多，如 GLP1 激动剂利拉鲁肽的使用获得批准[12]，以及其他一些治疗青少年 T2D 的新药的关键试验即将完成[13]。由于几乎所有患有 T2D 的青少年都存在肥胖或超重，因此批准治疗肥胖的新药也可能使患有 T2D 的青少年受益。希望我们能尽快从儿童 T2D 治疗最糟糕的 10 年转向最好的 10 年，只有时间能证明一切。

参考文献

[1] Page MM, Alberti KG, Greenword R, et al. Treatment of diabetic coma with continuous low-dose infusion of insulin. Br Med J, 1974, 2:687–690.

[2] Tamborlane WV, Genel M. Discordant correction of hyperglycemia and ketoacidosis with low-dose insulin infusion. Pediatrics, 1978, 61:125–127.

[3] Tamborlane WV, Sherwin RS, Genel M, et al. Reduction to normal of plasma glucose in juvenile diabetics by subcutaneous administration of insulin with a portable infusion pump. N Engl J Med, 1979, 300:573–578.

[4] The DCCT Research Group. The effect of intensive diabetes treatment on the development and progression of long-term complications in insulindependent diabetes mellitus. The Diabetes Control and Complications Trial. N Engl J Med, 1993, 329:977–986.

[5] The DCCT Research Group. The effect of intensive diabetes treatment on the development and progression of long-term complications in adolescents with insulin-dependent diabetes mellitus: the Diabetes Control and Complications Trial. J Pediatr, 1994, 125:177–188.

[6] Nathan DM. for the DCCT/EDIC Research Group. The diabetes control

and complications trial/epidemiology of diabetes interventions and complications study at 30 years: overview. Diabetes Care, 2014, 37:9–16.

[7] DCCT/EDIC Research Group. Retinopathy and nephropathy in patients with type 1 diabetes four years after a trial of intensive therapy. N Engl J Med, 2000, 342:381–389.

[8] Miller KM, Foster NC, Beck RW, et al. Current state of type 1 diabetes treatment in the US: updated data from the T1D exchange clinic registry. Diabetes Care, 2015, 38:971–978.

[9] Foster NC, Miller KM, DiMeglio LA, et al. State of type 1 diabetes management and outcomes from the T1D exchange in 2016—2018: comparison with 2010—2012. Diabetes Technol Ther, 2019, 21:66–72.

[10] Laffel L, Chang N, Grey M, et al; for the TODAY Study Group. Metformin monotherapy in youth with recent onset type 2 diabetes: experience from the prerandomization run-in phase of the TODAY study. Pediatr Diabetes, 2012, 13:369–373.

[11] TODAY Study Group, Zeitler P, Hirst K,et al. A clinical trial to maintain glycemic control in youth with type 2 diabetes. N Engl J Med, 2012, 366:2247–2256.

[12] Tamborlane WV, Fainberg U, Frimer-Larsen H, et al. Liraglutide in children and adolescents with type 2 diabetes. NEJM, 2019, 381:637–646.

[13] Van Name M, Klingensmith K, Nelson B, et al. Tamborlane WV for the Pediatric Diabetes Consortium. Transforming performance of clinical trials in pediatric type 2 diabetes—a consortium model. Diabetes technology and therapeutics. Diabetes Technol Ther, 2020, 22:330–336.

儿童和青少年糖尿病的病理生理学   第 2 章

Stephan Siebel, Pamela Hu, Rachel Perry

简 介

糖尿病包括了一组多因素、遗传异质性代谢紊乱，所有这些异常状况都继发于绝对或相对胰岛素缺乏，或二者兼而有之。尽管不同类型糖尿病的病因可能不同，但它们有一个共同的高血糖病理生理改变——高血糖会引起多尿、多饮、体重减轻，最终导致微血管和大血管并发症，增加糖尿病患者的致残率和死亡率。表 2.1 总结了不同类型的糖尿病。

β 细胞分泌胰岛素的正常生理学

内分泌性胰腺由胰岛组成，胰岛占胰腺总体积的 3%。约

S. Siebel (✉) · P. Hu
Yale-New Haven Children's Hospital, Department of Pediatrics, Yale
School of Medicine, New Haven, CT, USA
e-mail: Stephan.siebel@yale.edu; pamela.hu@yale.edu

R. Perry
Yale University School of Medicine, Cellular & Molecular Physiology
and Internal Medicine (Endocrinology), New Haven, CT, USA
e-mail: rachel.perry@yale.edu

© Springer Nature Switzerland AG 2021
W. V. Tamborlane (ed.), *Diabetes in Children
and Adolescents*, Contemporary Endocrinology,
https://doi.org/10.1007/978-3-030-64133-7_2

表 2.1　不同类型的糖尿病

糖尿病类型	描述
1 型糖尿病（T1D）	1 型糖尿病有两种形式：1a 型（免疫介导型）和 1b 型（特发性）。本章将讨论病因、发病机制和病理生理学
2 型糖尿病（T2D）	以高血糖和胰岛素抵抗为特征的成人最常见的糖尿病，其患病率随肥胖程度的增加而增加。非胰岛素依赖性糖尿病（T2DM）也会在本章讨论
单基因型糖尿病	
新生儿糖尿病	一过性或永久性单基因糖尿病，发生在新生儿出生后的前 6 个月。活产儿中的发病率为 1/10 万 ~1/50 万。已知多个基因与其发病有关。胰岛素或磺脲类药物治疗可能有效，但某些情况可能会影响胰腺外分泌功能
青少年单基因糖尿病（MODY）	在年龄 < 25 岁时诊断为显性遗传性非胰岛素依赖型糖尿病的异质群体。患者没有自身抗体，并且存在影响 β 细胞发育、功能和调节的许多已确定的遗传异常。这是最常见的单基因型糖尿病，患病率为 2%~5%。52%~65% 的 MODY 发生 HNF1A 突变，15%~32% 的 MODY 发生葡萄糖激酶基因突变
线粒体糖尿病	罕见的线粒体疾病，可导致胰岛素依赖性糖尿病和耳聋。这是最常见和报道最多的线粒体 DNA 突变，其 tRNA 编码子为 A3243G，导致胰岛素分泌缺陷。发病年龄为 30~40 岁，糖尿病的发病通常先于双侧感觉神经性听力障碍和色素性视网膜炎
胰岛素作用的遗传缺陷	罕见，如多诺霍综合征、A 型胰岛素抵抗、Rabson-Mendenhall（RM）综合征和 Donahue 综合征会导致严重的胰岛素抵抗。后 3 种疾病是由于编码胰岛素受体的胰岛素受体基因缺陷所致。A 型胰岛素抵抗是 3 种类型中程度较轻和较常见的（1/100 000）一种，而 RM 综合征和 Donahue 综合征的发病率不到 1/100 万
囊性纤维化相关糖尿病（CFRD）	囊性纤维化的常见并发症是胰腺外分泌不足。推荐从 10 岁开始进行糖尿病筛查。主要原因是胰岛破坏所致的胰岛素缺乏，其次是反复急性加重或肺功能恶化引起的胰岛素抵抗

糖尿病类型	描述
药物或化学性糖尿病	许多药物能影响葡萄糖耐量，它们可以减少胰岛素分泌，增加肝脏糖异生或引起胰岛素抵抗。这些药物包括但不限于第一代和第二代抗精神病药物、抗感染药物（包括氟喹诺酮类药物和 HIV 抗逆转录病毒药物），及许多心血管药物，如 β 受体阻滞剂、噻嗪类药物、二氮嗪类药物、肾上腺素、糖皮质激素、免疫抑制剂等

与糖尿病相关的遗传综合征——有许多与糖尿病相关的遗传病，只介绍以下几种：

Wolfram 综合征	也称为 DIDMOAD（尿崩症、糖尿病、视神经萎缩、耳聋）。为 WSF1 突变的常染色体隐性遗传病。每 150 例 T1D 患者中有 1 例
脂肪营养不良型糖尿病	临床表现多样的一组疾病，其特征是脂肪组织完全或部分缺失伴有严重的胰岛素抵抗，可能是由胰岛素受体表达、功能或信号的缺失或缺陷所致
X 连锁多内分泌腺病、免疫功能紊乱和腹泻（XPID）	在这种罕见的 X 连锁隐性疾病中，淋巴细胞侵入包括胰腺在内的多个器官，导致胰岛炎和 β 细胞破坏。FOXP3 基因突变导致调节性 T 细胞的缺失和严重的自身免疫障碍。如能早期诊断，骨髓移植可使患儿获益，功能性 T 调节细胞可恢复

有 300 万个胰岛细胞，其中 60% 是产生胰岛素的 β 细胞。当葡萄糖通过胰岛素非依赖性 GLUT 2 转运蛋白进入 β 细胞时，它被葡萄糖激酶磷酸化，随后通过糖酵解和细胞呼吸代谢生成腺苷三磷酸（ATP）。经葡萄糖激酶酸化的磷酸化是葡萄糖酵解的限速步骤，该酶的缺陷可降低 β 细胞的葡萄糖敏感性。β 细胞内 ATP/腺苷二磷酸（ADP）比值增加可导致 ATP 敏感性钾通道关闭。钾通道的关闭导致细胞内钾离子的积累和 β 细胞的去极化，进而导致电压门控钙离子通道 Cav 1.2/1.3 的打开。钙离子内流促进胰岛素颗粒与质膜融合，使胰岛素胞吐至胞外。

胰岛素是一种肽类激素，是葡萄糖稳态的关键调节因子之一。胰岛素合成时先合成为前胰岛素原，然后转化为胰岛素原。胰岛素原由一条 α 链和一条 β 链通过 C 肽连接在一起。在翻译修饰过程中，胰岛素原被羧肽酶切割成胰岛素和 C 肽，储存在胰岛素颗粒内，并在 β 细胞去极化后共同分泌到体循环中。胰岛素原通过 C 肽裂解成熟为胰岛素只发生在胰腺 β 细胞中。高达 3% 的完整胰岛素原可分泌到体循环中，而 C 肽与内源性胰岛素的分泌比例几乎相等。

胰岛素分泌和敏感性在 24 h 内是变化的。高血糖交叉研究和静脉葡萄糖耐量试验表明，胰岛素从 β 细胞分泌有两个不同时相。在"快速"第一时相，预成型的胰岛素颗粒在 β 细胞去极化的 3~5 min 内分泌。如果葡萄糖暴露持续时间超过第一时相，储存的和新合成的胰岛素颗粒会再次释放出胰岛素。这种胰岛素分泌的"持续"第二时相是由 Cav 2.3 介导的。第一时相受损已被确定为早期 β 细胞功能障碍非常敏感的标志，并被视为糖尿病发病的预测因素[1]。

一旦分泌，胰岛素就会与位于全身的膜结合酪氨酸激酶细胞表面受体相互作用。胰岛素受体由 4 个亚单位（2 个 α 亚单位和 2 个 β 亚单位）组成，在结构上与 IGF-1 受体相似。一旦胰岛素与 α 亚单位结合，β 亚单位的细胞内酪氨酸激酶结构域被激活，并使特定酪氨酸残基的细胞内结构磷酸化。受体磷酸化后，衔接蛋白，如胰岛素受体底物（IRS），与受体相互作用传递下游信号。最终调节细胞代谢，刺激有丝分裂和受体内化（表 2.2）。

除典型功能外，胰岛素对神经组织、内皮细胞、心肌细胞和免疫细胞（如巨噬细胞）也有重要作用，但这些作用不在本章讨论。

表 2.2　胰岛素介导的葡萄糖清除率

靶组织	胰岛素作用
肌肉	通过将 GLUT4 从细胞内池转移到细胞表面增加葡萄糖摄取和代谢，通过摄取氨基酸促进蛋白质合成，阻止萎缩
脂肪	增加葡萄糖摄取 通过摄取甘油三酯增加脂肪生成并抑制脂肪分解
肝脏	通过摄取甘油三酯促进脂肪生成，对抗胰高血糖素的作用，从而抑制糖异生

β 细胞功能障碍和质量降低是糖尿病相关高血糖的基础

一般来说，在糖尿病患者中，β 细胞的功能和质量随着时间的推移而恶化，从而导致葡萄糖敏感性受损和胰岛素分泌减少，同时 β 细胞骨架和结构完整性也逐渐破坏，所有这些最终都会导致高血糖。

1 型糖尿病（T1D）

T1D 分为 1a 型（自身免疫性）和 1b 型（特发性）。这里我们重点介绍 1a 型。在 1a 型 T1D 中，胰腺 β 细胞的慢性自身免疫破坏是引起胰岛素减少并最终导致慢性高血糖的主要病理过程。胰岛炎或显微镜下观察到的胰岛周边细胞浸润于 19 世纪初即被描述，是 β 细胞质量和功能降低的原因。4 种抗胰岛自身抗体一直是诊断 T1D 的高度敏感标志物：抗胰岛素、抗谷氨酸脱羧酶、抗胰岛素相关抗原 2 和抗锌转运蛋白 8 抗体。

胰岛细胞自身抗体在疾病发病和明显的代谢失代偿前数年就已出现。90% 以上患有 T1D 的白种人儿童至少有一种胰岛细胞自身抗体阳性。两种或两种以上的阳性抗体对 T1D 的发生具有致病意义 [2]。除了存在胰岛细胞抗体外，许多遗传和环境因素可能会影响患 T1D 的概率。

迄今为止，最好的糖尿病预测因素与人类白细胞抗原（HLA）有关，HLA 是一组介导免疫反应的细胞表面蛋白。这些抗原由主要组织相容性复合体（MHC）的基因编码。这些基因的等位基因变异与糖尿病的易感性或保护性有关。决定 T1D 风险的最重要位点位于染色体 6p21 的 MHC 内，尤其是 HLA Ⅱ 类分子（DR、DQ、DP）。16 名高风险 HLA 基因型的儿童中约有 1 名进展为 T1D，而普通人群的发病风险为 1/300。遗传因素也影响抗胰岛自身抗体的表达。

对同卵双胎的研究表明，T1D 是一种高度异质性疾病。尽管有相同的基因型，但同卵双胎中 T1D 的总体一致率并不是 100%，并会随发病年龄而变化。例如，当同卵双胎中的一人在幼年（＜5 岁）患糖尿病时，另一人患糖尿病的概率很高；如果在 25 岁以后患糖尿病，二人同时患病的一致率较低。这表明环境因素和非生殖细胞遗传变异都会影响患糖尿病的风险。

T1D 的发展阶段

已有充分的研究证明，T1D 在临床发病之前有一个前期自然发展过程，分为 2 个阶段。在第 1 阶段，个体存在 2 个或 2 个以上抗胰岛自身抗体，但血糖正常。在第 2 阶段，有 2 种或 2 种以上抗胰岛自身抗体，并有糖耐量受损。到第 3 阶段就符合美国糖尿病协会（ADA）糖尿病诊断标准。

环境因素

虽然遗传和自身免疫因素决定了一个人患 T1D 的风险，但环境因素在糖尿病的发生、发展中也起着重要作用。同卵双胎发病率不一致，起病时间也可能不同。众所周知，当个人从低发病率国家迁移到高发病率国家时，可发生相似性变化。这些事实，加上全世界 T1D 发病率的增加，表明环境也是导致疾病发病的因素。

病毒感染被认为在触发自身免疫中可能起作用，从而导致 β 细胞破坏和 T1D。动物研究表明，对病毒（尤其是肠道病毒）的免疫反应可能导致针对 β 细胞的自身免疫。目前研究者提出了 4 种可能机制：胸腺 T 细胞活化的扰乱、β 细胞特异性感染、旁位激活及分子模拟 [3]。分子模拟是病毒和 β 细胞之间共享的表位导致的交叉免疫，它被认为是最有可能诱发自身免疫的机制。但其他方面未受影响的人不太可能因分子模拟而发生自身免疫性糖尿病，而是在易感个体中触发和加速疾病进展。

其他环境因素，包括饮食、内分泌干扰物和肠道微生物组也与 T1D 和 T2D 有关。饮食因素，如牛奶和早期摄入谷物，与 T1D 风险增加有关，而鱼肝油和维生素 D 补充剂可能具有保护作用 [4-5]。肥胖和胰岛素抵抗不仅可能导致 T2D，而且对 T1D 的发生也有影响。围生期危险因素、维生素 D 缺乏和环境污染也与 T1D 的发病有关。需要进一步研究，以确定这些和其他环境因素是如何在疾病发展中发挥作用的。

2 型糖尿病（T2D）

T2D 是一种受遗传因素影响较大的多因素代谢紊乱疾病，同卵双胎之间的高度一致性及受影响个体中 T2D 家族史更为强烈就是证据。据报道，74%~100% 的 T2D 患者的一级或二级亲属有相同疾病，而 T1D 患者中只有 5% 与此相关。在 T2D 中，外周胰岛素抵抗导致胰腺 β 细胞无法满足日益增加的胰岛素需求，从而引起相对胰岛素缺乏症，最终导致绝对胰岛素缺乏。胰岛素抵抗和 β 细胞功能障碍的发生是遗传因素与环境因素之间的复杂相互作用的结果，目前仍在研究中。

许多基因与 T2D 相关，但它们在疾病发展中的确切作用仍有待阐明。同样，许多环境因素与 T2D 的发展密切相关，如热量摄入过多、肥胖，以及睡眠障碍、应激、微生物组变化和药物治疗等。还有一些怀疑的表观遗传标记，它们可能出现在生命早期，但可增加生命后期发生 T2D 的风险。虽然还没有明确特定基因是导致 T2D 的原因，但遗传因素可能影响 T2D 的发生发展。

T2D 患者一级亲属的终生发病风险比没有糖尿病家族史的同年龄、同体重受试者高 5~10 倍。T2D 患者的一级亲属通常在发生 T2D 之前很久就已出现非氧化性糖代谢受损，表明存在胰岛素抵抗。此外，这类患者可能有 β 细胞功能障碍，葡萄糖刺激试验显示胰岛素和胰淀素释放减少。

胰岛素抵抗在 T2D 的发展中始终起着核心作用。胰岛素抵抗是指分泌的胰岛素不能发挥在正常生理状态下相同的生物学效应。如前所述，胰岛素以多种方式作用于肌肉、脂肪和肝组织，以维持葡萄糖稳态及蛋白质和脂质稳态。胰岛素抵抗则表现为肌肉中葡萄糖摄取和代谢减少，胰岛素对脂解的抑制受损，以及抑制肝脏糖异生的能力受损。

遗传因素

迄今为止，全基因组关联研究已经确定了 100 多个易感基因。然而，这些遗传变异解释的疾病遗传率不到 15%。一个已知的增加疾病易感性的基因变异的例子是转录因子基因 *TCF7L2*。*TCF7L2* 变异增加了从糖耐量受损进展为 T2D 的风险。该基因的人群糖尿病归因风险估计为 21%。这就是说，与糖尿病最相关的多态性是一种内含子变异，而这种多态性如何或是否影响 TCF7L2 mRNA 或蛋白的表达尚不清楚。

在冰岛、丹麦和美国的多个人群中发现另外两个位点（rs7903146 和 rs12255372）会增加 T2D 的风险。与非携带者相比，高危等位基因携带者患 T2D 的相对风险在杂合子为 1.45，纯合子为 2.41。

环境因素

许多环境因素与 T2D 相关，包括过量的热量摄入导致的肥胖、昼夜节律紊乱、炎症、微生物组的变化和药物治疗。

高血糖与酮生成的病理生理学

在所有已知的糖尿病类型中，碳水化合物、蛋白质和脂质代谢因绝对或相对胰岛素缺乏而改变。由此产生的高血糖、蛋白水解和脂质氧化 / 酮生成将导致急性和长期并发症的发生。其直接病理生理机制是由肝脏、脂肪和肌肉细胞对葡萄糖摄取受损、糖原分解和糖异生增加而导致的高血糖引起的。当血糖浓度超过肾脏葡萄糖阈值（180 mg/dL 或 10 mmol/L）时，就会出现尿糖。这种渗透性利尿将引起多尿，从而导致肾电解质流失和低血容量。而下丘脑渗透压感受器发现血清渗透压的增加后，患者会出现多饮的症状。

随着胰岛素的持续减少，碳水化合物、蛋白质和脂质代谢的改变将导致患者的体重显著减轻。这种情况继发于尿糖和全身分解代谢引起的水分和热量损失，主要表现为脂肪和肌肉组织的分解。

由于其对激素敏感脂肪酶和 β 氧化的强烈抑制作用，胰岛素缺乏导致脂肪分解增加，随之血浆游离脂肪酸和酮体增加。

由于酮体的高酸度，酮体会很快耗尽体内的碱储备，导致代谢性酸中毒。这可以通过被称为 Kussmaul 呼吸的呼吸机制来补偿。这种深而费力的呼吸模式是一种过度换气模式，身体通过呼出二氧化碳来平衡 pH 值。随着生理应激的持续，应激激素（胰高血糖素、儿茶酚胺、皮质醇、生长激素）的内源性分泌进一步增加脂肪分解、蛋白质分解、糖原分解和糖异生。

这种严重的酮症酸中毒性高血糖状态是糖尿病酮症酸中毒（DKA），在新发患者中定义为血糖水平＞200 mg/dL（＞11.1 mmol/L），静脉血 pH 值＜7.3 或血清碳酸氢盐水平＜15 mEq/L（＜15 mmol/L），酮血症（血 β–羟基丁酸浓度≥3 mmol/L）和酮尿症。随着酮症酸中毒的发展，患者通常会出现丙酮引起的呼气中烂苹果味、恶心、呕吐、功能性肠梗阻、头痛、视力模糊及嗜睡。如果治疗不及时，DKA 可导致精神状态异常或昏迷、脑水肿和死亡。

在新诊断的儿童患者中，超过 90% 的患者出现典型的多尿和多饮症状，而约 25%~30% 的新诊断患者出现更严重的 DKA[6]。

随着时间的推移，特别是在长期高血糖状态下，因为葡萄糖可以在没有胰岛素帮助的情况下进入血管和神经组织，从而会出现小血管疾病，导致视网膜病变、肾病和神经病变。因此，这些组织中的葡萄糖水平将与血浆中的水平一样高。这些组织在试图清除葡萄糖的过程中引起损伤。通过多元醇途径、酶糖基化和非酶糖基化 3 种机制导致血管和神经组织病变。

在健康状态下，葡萄糖将被细胞吸收进行糖酵解，并通过三羧酸循环（Krebs 循环）以 ATP 的形式产生能量。在胰岛素缺乏的状态下，葡萄糖将被细胞吸收并进行酶糖基化。从而将葡萄糖转化为葡萄糖 –1– 磷酸，进而葡萄糖 –1– 磷酸被转移到基底膜的蛋白质上，使基底膜功能减弱，最终导致蛋白质渗漏，如糖尿病肾病中出现的蛋白尿，糖尿病视网膜病变中出现的荧光素渗漏，以及外周动脉疾病中出现的白蛋白渗漏等。

多元醇途径是另一种在没有胰岛素的情况下发生的葡萄糖代谢途径。该途径利用一种被称为"醛糖还原酶"的酶将葡萄糖转化为其在细胞中积累的醇形式——山梨醇。这种化合物与肌醇的结构非常相似，肌醇是清除细胞内自由基所必需的。山梨醇由于竞争性抑制而抑制从食物中摄取肌醇，进而引起肌醇缺乏导致氧化应激和细胞损伤。

非酶糖基化是胰岛素缺乏状态下葡萄糖代谢的第 3 个主要机制，产生与其他蛋白质交叉连接并可导致血管壁硬化的终末期糖基化产物。免疫球蛋白等蛋白质的糖基化可使其失活，从而影响机体抵抗感染的能力。

除了糖尿病的微血管并发症外，大血管并发症，特别是外周动脉疾病、冠状动脉疾病和卒中，也不同程度地影响着糖尿病患者。糖尿病患者受到更大影响的假设机制是，血糖水平升高会影响血小板和纤维蛋白的作用，从而增加血栓形成，延迟纤维蛋白的清除，进而增加冠状动脉血栓形成的风险。

参考文献

[1] Giannini C, Caprio SC. Islet function in obese adolescents. Diabetes Obes Metab, 2012, 14:40–45.

[2] Ziegler AG, Rewers M, Simell O, et al. Seroconversion to multiple islet autoantibodies and risk of progression to diabetes in children. JAMA, 2013, 309:2473–2479.

[3] Coppieters KT, Wiberg A, von Herrath MG. Viral infections and molecular mimicry in type 1 diabetes. APMIS, 2012, 120:941–949.

[4] Cavallo MG, Fava D, Monetini L, et al. Cell-mediated immune response to beta casein in recent-onset insulin-dependent diabetes: implications for disease pathogenesis. Lancet, 1996, 348:926–928.

[5] Norris JM, Barriga K, Klingensmith G, et al. Timing of initial cereal exposure in infancy and risk of islet autoimmunity. JAMA，2003, 290:1713–1720.

[6] Roche EF, Menon A, Gill D, et al. Clinical presentation of type 1 diabetes. Pediatr Diabetes, 2005, 6:75–78.

1型糖尿病的诊断　　第3章

Kelly Joseph, Apoorva Ravindranath Waikar, Stephan Siebel, Anisha Patel

1型糖尿病（T1D）是一种慢性疾病，其特征是继发于免疫介导的胰腺 β 细胞破坏的绝对胰岛素缺乏。T1D 具有双峰年龄分布的特征，发病高峰在儿童早期和青春期，但它可以在任何年龄出现 [1]。事实上，在整个成年期都可以观察到新发 T1D，这也是该疾病不再被称为青少年糖尿病的主要原因。及时的诊断和治疗对于预防糖尿病酮症酸中毒（DKA）等急性和潜在危及生命的并发症非常重要。不幸的是，DKA 仍然是青少年新发 T1D 的常见初始表现。

流行病学

T1D 是儿童期最常见的慢性疾病之一，据估计，美国每 300 名儿童中就有 1 名是 T1D 患者 [2]。全世界每年约有 90 000 名儿童被诊断为 T1D，但其发病率因地理位置而异。例如，斯

K. Joseph (✉) · A. R. Waikar · S. Siebel · A. Patel
Yale-New Haven Children's Hospital, Department of Pediatrics,
Yale School of Medicine, New Haven, CT, USA
e-mail: kelly.joseph@yale.edu; apoorva.waikar@yale.edu;
anisha.patel@yale.edu

© Springer Nature Switzerland AG 2021
W. V. Tamborlane (ed.), *Diabetes in Children
and Adolescents*, Contemporary Endocrinology,
https://doi.org/10.1007/978-3-030-64133-7_3

堪的纳维亚国家、撒丁岛、英国、美国、加拿大及澳大利亚的T1D 发病率极高，而在亚洲国家则相对较低，其原因可能是遗传易感性和当地环境因素的差异。也有人提出假设，青少年早期 T1D 发病率峰值出现的原因，是青春期发育过程中患或不患有糖尿病的女孩和男孩的胰岛素抵抗增加（图 3.1）。这也解释了为什么青春期女孩发病率峰值的出现早于男孩。因此，胰岛素抵抗和增加的 β 细胞功能障碍在无症状 T1D 转化为症状明显的 T1D 中起着关键作用，T1D 症状可以在很短或很长的时间内发生。

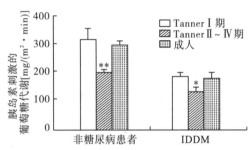

图 3.1 患或不患 T1D 的青春期胰岛素抵抗图示。IDDM：胰岛素依赖型糖尿病（摘自 Amiel, et al. NEJM，1986，315:215 - 219. 经 *New England Journal of Medicine* 许可使用）

遗传学

如第 2 章所述，为了更好地理解 T1D 的遗传背景，研究者们已经做了很多工作。T1D 病理生理学中的一个主要因素涉及β 细胞的自身免疫破坏。已经鉴定出有两个基因位点对 T1D 的发生具有强烈的遗传易感性，即主要的组织相容性复合物（MHC）1 和 2。这两种复合物都参与调节免疫和自我识别。人类 MHC 也称为人类白细胞抗原（HLA）复合物。HLA Ⅱ 类等位基因与 T1D总遗传风险的相关性高达 30%~50%。已发现以下基因变体亦可

以使个体产生针对 β 细胞的自身免疫反应——HLA DR3/DQ2、HLA-DR4/DQ8、HLAA*02：01，蛋白酪氨酸磷酸酶非受体 22 型活性增加，胰岛素基因多态性，白细胞介素 –2 受体 α 变异，螺旋酶 C 结构域 1 诱导的常见变异干扰素表达增加，以及染色体 6p21 HLA 区域的突变。相反，对 T1D 具有保护作用的基因变体包括 DRB1*15：01、DQA1*01：02 和 DQB1*06：02[3-4]。

　　与 T1D 患者有一级亲属关系也是发展成 T1D 的一个重要危险因素（表 3.1）。家族内部遗传研究表明，与患有 T1D 的母系相比，患有 T1D 的父系的后代患 T1D 的风险增加[5]。研究还表明，单卵双胎与双卵双胎的一致率更高，如果一对双胎在 < 15 岁时被诊断，则其兄弟姐妹的患病风险增加。后文"T1D 的筛查"一节提供了关于一级亲属风险的更多信息。

表 3.1　T1D 患者一级亲属患糖尿病的风险

分组	儿童 T1D 年发病率
一般人群	0.3%
兄弟姐妹	3.2%
母亲	2%
父亲	4.6%
双亲	约 10%
双卵双胎	6%
单卵双胎	50%，但发病率随双胎的年龄而变化

　　总的来说，这些基因变异的外显率较低，在西方国家人群中很常见，这可能解释了为什么尽管许多人有这些危险因素，但并没有发展成 T1D。已知表观遗传因素，如 DNA 甲基化和子宫内胰岛素水平升高，会影响转录调控和基因表达，这可以解释兄弟姐妹一致率的变化。因此，显性疾病的发展是多因素的，

需要遗传易感性和环境诱因。

诊　断

美国糖尿病协会将糖尿病分为 4 类：① T1D，一种由自身免疫导致产生胰岛素的 β 细胞破坏引起的疾病；② 2 型糖尿病（T2D），主要由肥胖引起的胰岛素抵抗，此外还有与自身免疫无关的进行性 β 细胞功能障碍；③妊娠糖尿病，通常在妊娠中期或晚期被诊断的糖尿病；④其他，包括单基因型糖尿病，如新生儿糖尿病、青少年发病的成年型糖尿病（MODY）、影响胰腺功能的疾病（如囊性纤维化相关糖尿病、胰腺炎诱发的糖尿病），以及药物引起的糖尿病（如糖皮质激素）。但本章主要关注 T1D 的诊断，T1D 仍然是儿科最常见的糖尿病类型。

T1D 的典型症状包括多尿、多饮和不明原因的体重减轻。这些表现无论是否伴有 DKA 都会存在，DKA 的表现包括腹痛、恶心、呕吐、胸痛及精神状态改变等。最近，新冠肺炎也被认为是儿科新发 T1D 的潜在原因，但这仍有待证实。

糖尿病前期和 T1D 可根据表 3.2 所示的特定诊断标准进行诊断。这些标准包括空腹血糖升高、口服糖耐量试验 2 小时血糖升高、糖化血红蛋白（HbA1c）升高和（或）随机血糖升高

表 3.2　美国糖尿病协会糖尿病前期和糖尿病诊断标准

	空腹血糖值	OGTT 期间的 2 小时血糖	HbA1c	症状
糖尿病前期	5.6~6.9 mmol/L	7.8~11.0 mmol/L	5.7%~6.4%	通常无症状
糖尿病	≥ 7.0 mmol/L	OGTT 期间 ≥ 11.1 mmol/L	≥ 6.5%	症状 + 随机血糖 ≥ 11.1 mmol/L

（≥ 11.1 mmol/L），有或无上述症状。美国糖尿病协会提供的糖尿病诊断指南，通常至少需要符合以下两项：①空腹血糖≥ 7.0 mmol/L；②口服葡萄糖耐量试验（OGTT）2 小时血糖≥ 11.1 mmol/L；③ HbA1c ≥ 6.5%；④随机血糖≥ 11.1 mmol/L[6]。

糖尿病前期是指血糖水平和 HbA1c 高于正常水平，但并未达到糖尿病的诊断标准。此时患者往往伴有肥胖、血脂异常、高血压，这些增加了进展为糖尿病的风险。通常，糖尿病前期患者可进展为 T2D。但目前的实验室检查可能仅反映早期 T1D，仍需根据临床怀疑和症状演变重复这些实验室检查。

在糖尿病的典型体征和症状存在的情况下（即多尿、多饮、多食和体重减轻），可以通过单次随机血糖水平升高（≥ 11.1 mmol/L）来诊断糖尿病。如果没有明确的高血糖，诊断需要来自同一样本或两个单独样本的两个异常检测结果。如果结果不确定，如一项测试符合诊断阈值，而另一项测试不符合诊断阈值，则应使用新样本重复测试。虽然 C 肽水平不包括在诊断测试标准中，但其测定数值可协助诊断。尤其有助于区分 T1D 和 T2D，其水平通常分为降低、正常及升高。

各种诊断测试方法的优缺点如表 3.3 所示，在解释这些测试时必须考虑混杂因素。例如，近期使用大剂量糖皮质激素治疗可能会暂时提高血糖水平；HbA1c 水平可能因血红蛋白病、贫血、治疗人类免疫缺陷病毒（HIV）、妊娠及种族而改变。与红细胞更新率增加相关的疾病将使 HbA1c 反映的血糖水平低于血浆葡萄糖水平。在这些情况下，人们应该考虑依靠血糖水平进行诊断。红细胞更新率的变化可能对妊娠早期的 HbA1c 水平产生不利影响。

T1D 可分为两类：免疫介导性和非自身免疫性特发性T1D。大多数患者属于免疫介导性，其特征是在与 T1D 相关的4 种自身抗体中至少有 1 种抗体呈阳性，即使没有致病性，它

表 3.3　各种诊断测试方法的优缺点 [7]

测试方法	优点	缺点
空腹血糖	应用广泛，成本低，易于解释	需要空腹取样，仅反映取样时的血糖，受急性疾病的影响
OGTT	对葡萄糖失调最敏感、最早的标志物	耗时、需要禁食、成本较高、每天重复性差
HbA1c	通过全球标准化在全球范围内合理可用，长期血糖标志物，急性疾病期间稳定，结果与并发症存在关联	在血红蛋白病（如镰状细胞病和地中海贫血）患者、红细胞更新率高的贫血（如溶血性贫血）或红细胞更新率低的患者（缺铁性贫血）、晚期肾病患者近期输血后及在不同种族和民族的人群之间（非裔美国人的比例更高）不可靠，成本也更高

们也有助于 T1D 的诊断。常见的自身抗体主要是谷氨酸脱羧酶（GAD65）、锌转运蛋白 8（ZnT8）、胰岛素瘤相关蛋白 2（IA-2）及胰岛素抗体。抗 GAD65 或胰岛素抗体最有可能是最先被检测到的阳性抗体，并在生命早期出现，而 ZnT8 和 IA-2 抗体与症状进展更快有关。多个自身抗体的存在增加了自身免疫性 T1D 的可能性。然而，一小部分非糖尿病人群和 T2D 患者也会出现一种自身抗体阳性（通常为 GAD65）。

　　在一些患者不会检测到抗体，但会出现 T1D 表型。这种特发性糖尿病，也称为 1b 型糖尿病，其发病机制 / 病因尚不完全清楚。然而，与自身免疫介导的糖尿病相似，T1b 也是绝对胰岛素缺乏。它不同于 T2D 和酮症倾向糖尿病，后者是由胰岛素抵抗和相对胰岛素缺乏引起的，通常发生在非洲或亚洲人后裔中，常发生在成年期。特发性糖尿病患者易患酮症，可能需要完全或间歇性胰岛素治疗 [8-9]。表 3.4 概述了典型 T1D 的鉴别诊断（摘自美国糖尿病协会指南）。

表 3.4 典型 T1D 的鉴别诊断

类型	抗胰岛自身抗体	遗传学
典型 T1D	阳性＞90% 的个体	HLA 30%~50% DR3 和 DR4
		HLA 90% DR3 或 DR4
		HLA ＜ 3% DQB1*06：02
特发性糖尿病（T1bD）	阴性	未知
T2D	阴性	未知
其他	阴性	MODY 或其他糖尿病综合征

T1D 的筛查

在美国，约 0.3% 的 18 岁以下的青少年患有 T1D，绝大多数 T1D 患者没有家族病史。TrialNet 研究的结果进一步揭示了一级亲属患 T1D 的风险：被研究的 585 名儿童都是 T1D 患者的一级亲属，其中两种自身抗体血清阳性的儿童中有 84% 在 15 年间患了 T1D，而一种抗体阳性者在 15 年间有 15% 的儿童患了 T1D，抗体阴性者患病率仅为 0.4%。目前还没有关于筛查 T1D 患者亲属的公认指南。因此，医疗保健提供者应熟悉糖尿病的症状学，并常对糖尿病的一级亲属进行筛查。

T1D 和 T2D 的鉴别诊断

虽然 T1D 和 T2D 有不同的病理生理学，但存在明显的临床重叠，这有时给诊断带来了一定的挑战，而这对确定正确的治疗过程至关重要。之前传统的二分法认为，T1D 是一种儿童和青少年疾病，而 T2D 仅发生在老年肥胖人群中，但这种观念现已不再适用。如今，我们知道这两种疾病都可以在所有年龄组中发生，而且由于目前肥胖常见，即使是 T1D 患者也可能存在体重指数（BMI）升高。此外，1/3 或更多的 T1D 儿童在诊断时出现 DKA 并不能排除 T2D。DKA 也可见于一些 T2D 患者，尤其是某些少数民族，如西班牙裔和美洲本土居民。最后，虽然 T1D 可在年幼时发病，但 T2D 在 < 10 岁或青春期前的儿童中很少出现。自身抗体的存在和低 C 肽水平可能在鉴别 T1D 和 T2D 患者方面具有诊断价值。

参考文献

[1] Katsarou A, et al. Type 1 diabetes mellitus. Nat Rev Dis Primer, 2017, 3:1–19.

[2] Hamman RF, et al. The SEARCH for diabetes in youth study: rationale, findings, and future directions. Diabetes Care, 2014, 37:3336–3344.

[3] Eringsmark Regnéll S, Lernmark A. The environment and the origins of islet autoimmunity and type 1 diabetes. Diabet Med, 2013, 30:155–160.

[4] Pugliese A, et al. HLA-DRB1*15:01-DQA1*01:02-DQB1*06:02 haplotype protects autoantibody-positive relatives. Diabetes, 2016, 65:1109–1119.

[5] Steck AK, Rewers MJ. Genetics of type 1 diabetes. Clin Chem, 2011, 57:176–185.

[6] American Diabetes Association. Classification and diagnosis of diabetes: standards of medical care in diabetes-2019. Diabetes Care, 2019, 42: S13–28.

[7] Inzucchi SE. Diagnosis of diabetes. N Engl J Med, 2013, 368:192–193.

[8] Regnell SE, Lernmark Å. Early prediction of autoimmune (type 1) diabetes. Diabetologia, 2017, 60:1370–1381.

[9] Haaland WC, et al. A-beta-subtype of ketosis-prone diabetes is not predominantly a monogenic diabetic syndrome. Diabetes Care, 2009, 32:873–877.

青少年 1 型糖尿病的 初始治疗

第 4 章

Kerry Stephenson，William V. Tamborlane

背 景

　　几乎所有新诊断的 1 型糖尿病（T1D）患者最初都接受胰岛素注射治疗。然而，在大多数儿童糖尿病治疗中心，早餐前和晚餐前混合注射快速和中效胰岛素的旧方案已被每日多次注射（MDI）方案所取代，该方案将长效胰岛素类似物（甘精胰岛素或地特胰岛素）与在每顿饭和大餐前使用的速效胰岛素类似物组合注射。在许多治疗中心，单一注射器中混合胰岛素被使用胰岛素笔进行所有胰岛素注射所取代。尽管第一代长效胰岛素类似物与先前的中效胰岛素相比，在基础胰岛素替代方面具有更好的药效学特征，但它们正被第二代超长效胰岛素德谷胰岛素和 U300 甘精胰岛素替代。一种生物仿制药 U100 甘精胰岛素——Basaglar，也是值得信赖的。对于基础 / 餐时 MDI 方案，第一代或第二代快速作用胰岛素类似物的餐前注射剂量由根据需要预估的胰岛素量确定，以覆盖餐中碳水化合物的量，并校

K. Stephenson (✉) · W. V. Tamborlane
Yale-New Haven Children's Hospital, Department of Pediatrics,
Yale School of Medicine, New Haven, CT, USA
e-mail: kerry.stephenson@yale.edu; william.tamborlane@yale.edu

© Springer Nature Switzerland AG 2021
W. V. Tamborlane (ed.), *Diabetes in Children and Adolescents*, Contemporary Endocrinology,
https://doi.org/10.1007/978-3-030-64133-7_4

正餐前超出目标范围的血糖水平，以及根据餐后预期的体力活动水平进行额外调整。

与传统的基于中效鱼精蛋白锌人胰岛素（NPH）的 2 次 / 天（BID）方案相比，基础 / 餐时 MDI 疗法具有明显的生理优势，但也存在缺点，尤其是在治疗新发 T1D 儿童方面。长效胰岛素的平台时间作用曲线对每顿饭和大量零食中应用大剂量速效胰岛素的依从性有重要影响。因为贴有标签的说明书和最近的药效学研究均表明，长效胰岛素应单独注射，不得与速效类似物混合，因此每日注射的次数将进一步增加 [1]。另外，计算餐前大剂量时需要一定的专业知识与经验，很难在 T1D 发病早期就让患儿及家长掌握这些知识与经验，因为他们在得知糖尿病将成为今后生活的一部分时，会因心理创伤而不知所措。此外，在开始胰岛素治疗的最初几周内常会出现 T1D 部分自发缓解，这使通过简单的胰岛素方案在 T1D 的早期阶段达到目标血糖和糖化血红蛋白（HbA1c）水平成为可能。

在过去几年中，我们的儿童 T1D 治疗团队为新发 T1D 患者采用了一种改良的 2 次 / 天的胰岛素方案，即早上使用 NPH 和速效胰岛素类似物，晚餐使用速效胰岛素类似物和地特胰岛素。这种方法的基本原理是：与晚餐前 NPH，甚至餐前或睡前甘精胰岛素相比，晚餐前地特胰岛素提供的相对稳定且一致的胰岛素水平将降低夜间低血糖的风险。此外，早餐前注射 NPH（结合患者残余的内源性胰岛素分泌）可以避免午餐和下午加餐需要的额外胰岛素。由于晚餐前地特胰岛素的剂量可能无法持续 24 h，因此早晨 NPH 的剂量也可以补充晚餐前地特胰岛素剂量的减弱效应。因此，我们的大多数患者在最初 3~6 个月的"旧"治疗中能够实现并保持良好的血糖控制（图 4.1）。这也是为什么我们称这段时期为"胰岛素泵治疗的桥梁"。事实上，当患者或家长获得在家中管理糖尿病的经验，随着 6 个月后残余内源性胰岛素分泌的逐渐丧失，血糖控制变得更加困难时，患者就会转向基础 / 餐时方案，在我们的实践中，几乎总是涉及持续皮下胰岛素输注（CSII）泵治疗（图 4.1）。

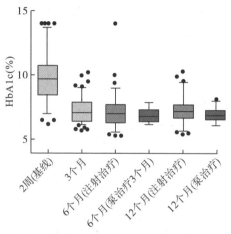

图 4.1　根据胰岛素治疗类型分组的 T1D 儿童，在诊断第 1 年内的 3 个月、6 个月和 12 个月的糖化血红蛋白（HbA1c）水平，以中位数（25%、75%）表示（摘自 Endocrine Practice[2]，经许可使用）

初始治疗方案

几乎所有我们的新诊断为 T1D 的患者都在耶鲁纽黑文儿童医院收治，进行胰岛素治疗和糖尿病教育。虽然有几项研究支持对新发 T1D 的儿童和青少年进行首次门诊治疗，但我们的经验表明，即使最初住院仅有 1~3 d，也可以使家长们在一种他们感觉安全的氛围中去面对孩子 T1D 的诊断。值得注意的是，新冠肺炎流行期间，我们的患者接受了最初的门诊治疗，部分原因是人们认为医院不再是一个安全的地方。我们的儿童医院由糖尿病专家负责糖尿病的初始教育，这种方式在住院患者和门诊患者的家庭中都很受欢迎。

2 次 / 天胰岛素注射开始于入院时或糖尿病酮症酸中毒（DKA）纠正后，通常每日胰岛素总剂量（TDD）为 0.5~1.0 U/(kg·d)。起始胰岛素剂量分为以下几类：早餐时分别注射 NPH（40% 的 TDD）和速效胰岛素类似物（约 20% 的 TDD），晚餐时分别注射速效胰岛素类似物（约 20% 的 TDD）和地特胰岛素（约 20% 的 TDD）。在治疗开始时，患者及其家属学习基本的糖尿病管理技能，特别是如何计算膳食中的碳水化合物含量。在最初的 2~3 周治疗期间，通过糖尿病专家的每日电话指导，胰岛素剂量调整至餐前血糖达目标值 4.4~7.2 mmol/L。在早期胰岛素剂量调整期间，鼓励父母和患者在每顿饭中保持相对固定的碳水化合物摄入量。在随访期间（诊断后约 2 周、6 周、13 周、26 周、39 周和 52 周），通过分析自我血糖监测（SMBG）记录和定点服务机构 HbA1c 测量来评估血糖控制情况；严重低血糖发作、DKA 再次入院及胰岛素治疗方案的改变也要记录在案。值得注意的是，越来越多的患者在糖尿病早期就开始使用新一代的持续血糖监测仪（CGM）代替血糖仪监测。事实上，CGM 通常在出院后 1~2 周的首次随访门诊时订购。在第 2 次或第 3 次临床随访期间，引入了校正剂量和胰岛素与碳水化合物比例的概念后，就可以实现更灵活的碳水化合物摄入。

我们也鼓励家庭在准备好后立即转向 CSII 胰岛素泵治疗，特别是对于年幼的患者，他们通常需要每天小剂量的胰岛素及非常小的校正剂量。有关泵治疗的学习资料在糖尿病初始教育期间提供，在我们的实践中，大约 30% 或更多的家庭在注射治疗不到 3 个月后改用泵治疗。在其他患者中，切换到 CSII 的决定较晚，通常是因为在 T1D 治疗第一年的下半年，维持合适的血糖控制越来越困难。对于病程 < 6 个月的糖尿病患者，接

受胰岛素泵治疗的保险覆盖通常有困难。2 次 / 天胰岛素注射的初始治疗的一个消极方面是，一些家庭非常不愿意切换到通过胰岛素泵或每天多次注射给予的完全基础 / 餐时大剂量治疗。

治疗第一年的临床结局

正如我们 10 多年前所报告的，治疗的第一年结束时，大约 50% 的患者正在使用基础 / 餐时大剂量治疗糖尿病[2]。在这些患者中，3 个月、6 个月和 12 个月时的平均每日总胰岛素剂量分别为 0.6 U/（kg·d）、0.7 U/（kg·d）和 0.8 U/（kg·d），6 个月时 HbA1c 水平降至最低点（即 6.8%~6.9%）。到 12 个月时，改用泵治疗的患者 HbA1c 中位数为 6.9%，而注射治疗的患者 HbA1c 中位数为 7.2%。在治疗的第一年，只有 5% 的患者发生过严重低血糖事件；所有患者均在白天发生且均为接受注射治疗者。除 1 例患者外，其他患者均小于 7 岁。在治疗的第一年，没有患者出现 DKA。

结　论

对于新发 T1D 的儿童和青少年患者，在治疗的前 3~6 个月内，采用改良的 BID 方案可以实现非常有效的血糖控制，该方案使用长效胰岛素类似物而不是 NPH 进行夜间基础胰岛素替代。这种简化的治疗方案为患者家属提供了足够的时间来获得基本管理技能方面的经验，以及学习先进的管理理念，包括胰岛素与碳水化合物的比例和校正剂量。如此一来，患者及其父母在 3 个月时就做好了转换为 CSII 的准备，如果他们愿意就可以采用了。值得注意的是，改良 BID 方案的临床优势是临床和生化低血糖发生率低，尤其是夜间低血糖。事实上，在该方案中选择地特胰岛素的理由是基于对患有 T1D 的成人和儿童进行的研究，这些研究表明，地特胰岛素比甘精胰岛素的药效学反应在个体受试者体内具有更高的一致性[3-4]。

需要强调的是，并不是说作为初始治疗使用的注射方案优于在青少年 T1D 开始时作为 CSII 或 MDI 给予的初始基础/餐前大剂量治疗。相反，使用早晨 NPH 和夜间长效胰岛素类似物，以及早上和晚餐速效胰岛素类似物的 BID 方案，仍然是初始治疗的有效选择，可以获得迄今为止已报道的与基础/餐前大剂量治疗相关的最佳临床结果。尽管如此，还是有越来越多的家庭选择使用每日多次注射的初始基础/餐前大剂量疗法，因为在午餐时间添加第三剂量的速效胰岛素可以使这顿饭的碳水化合物摄入量有更大的灵活性。

如前所述，现在很多家庭在糖尿病诊断数周内使用新一代 CGM 设备作为血糖仪监测的替代品或作为远程监测血糖水平的传感器方法是很常见的。新的和改进的 CGM/ 胰岛素泵闭环系统已被批准用于治疗 T1D。最重要的是，新的综合性 CGM 和泵系统有望改善临床结果，并可减少 T1D 患者家属的治疗负担。还应注意的是，使用非常积极的胰岛素多次注射和（或）胰岛素泵治疗可以持续降低 HbA1c 水平，这与目前采用糖尿病最新技术的结果进展类似（图 4.2）。

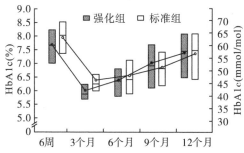

图 4.2　强化治疗组和标准治疗组在治疗前 12 个月的糖化血红蛋白（HbA1c）无差异（经 Diabetes Care 许可使用[5]）

本书第 20 章提供了一些治疗指导，用于对患有新发 T1D 儿童的家庭进行初始教育。

参考文献

[1] Cengiz E, Tamborlane WV, Martin-Fredericksen M, et al. Early pharmacokinetic and pharmacodynamic effects of mixing lispro with glargine insulin: results of glucose clamp studies in youth with type 1 diabetes. Diabetes Care, 2010, 33:1009–1012.

[2] Cengiz E, Sherr JL, Sikes K, et al. Tamborlane WV for the Yale Pediatric Type 1 Diabetes Treatment Team. A bridge to insulin pump therapy: BID regimen with NPH and detemir insulin during initial treatment of youth with type 1 diabetes. Endocr Pract, 2011, 6:1–17.

[3] Heise T, Nosek L, Ronn BB, et al. Lower within-subject variability of insulin detemir in comparison to NPH insulin and insulin glargine in people with type 1 diabetes. Diabetes, 2004, 53:1614–1620.

[4] Danne T, Lupke K, Walte K, et al. Insulin detemir is characterized by a consistent pharmacokinetic profile across age-groups in children, adolescents, and adults with type 1 diabetes. Diabetes Care, 2003, 26:3087–3092.

[5] Diabetes Research in Children Network (DirecNet) and Type 1 Diabetes TrialNet Study Groups. Effectiveness of early intensive therapy on Beta cell preservation in type 1 diabetes. Diabetes care. Diabetes Care, 2013, 36:4030–4035.

1型糖尿病的胰岛素治疗

第5章

Eda Cengiz, Michelle Van Name, William V. Tamborlane

背 景

　　1921年胰岛素的发现将1型糖尿病（T1D）从"绝症"变成为一种需要精心治疗的慢性病。在胰岛素出现之前，T1D儿童的预期寿命约为1年。1922年，Banting、Best、Collip及Macleod报道了第一个通过胰岛素治疗的T1D青少年患者Leonard Thompson[1]。从那时起，胰岛素就成了最具特色的激素之一，已有大量晶体结构和在分子细胞和器官水平作用机制研究的数据。它的化学结构在1951年被确定，这为1960年胰岛素的化学合成奠定了基础。1969年，Dorothy Hodgkin确定了胰岛素的三维结构，1980年克隆出了胰岛素基因，从那时起，重组人胰岛素开始上市。最近，由于在人胰岛素分子中引入氨基酸替代物，产生了比传统胰岛素配方更快速和长效的胰岛素类似物，胰岛素治疗也随之发生了新的改变。

E. Cengiz (✉) · M. Van Name · W. V. Tamborlane
Yale-New Haven Children's Hospital, Department of Pediatrics,
Yale School of Medicine, New Haven, CT, USA
e-mail: eda.cengiz@yale.edu; michelle.vanname@yale.edu

© Springer Nature Switzerland AG 2021
W. V. Tamborlane (ed.), *Diabetes in Children and Adolescents*, Contemporary Endocrinology,
https://doi.org/10.1007/978-3-030-64133-7_5

胰岛素的作用和分泌

胰岛素在人类及其他脊椎动物的碳水化合物、脂类和蛋白质代谢的调节中起着重要作用。在健康的非糖尿病个体中，低水平的基础胰岛素调节肝糖原分解，成人在空腹状态下的血糖生成率约为 2 mg/（kg·min），儿童空腹状态下的血糖生成率为 5~7 mg/（kg·min）。饭后胰岛素水平一旦上升，就会抑制肝脏葡萄糖的产生，促进糖原和脂肪酸的合成。在肌肉中，胰岛素的主要功能是通过与胰岛素受体的结合促进葡萄糖进入细胞，然后上调 GLUT4。葡萄糖进入肌肉细胞后立即作为能量被消耗，或以糖原形式储备。因此，运动员在参加田径运动和其他体能活动之前都会进食碳水化合物。

胰岛素还通过促进氨基酸吸收、抑制蛋白质分解和促进蛋白质合成来促进正氮平衡。虽然葡萄糖是 β 细胞释放胰岛素的主要刺激因子，但摄入碳水化合物后的胰岛素分泌是一个受多种因素调节的复杂动态过程。胰岛素释放呈现典型的双相模式，急性"第一时相"仅持续数分钟，随后是胰岛素持续分泌的"第二时相"，葡萄糖激胰岛素分泌的半量浓度为 144 mg/dL。胰岛素直接分泌到门静脉，并立即被肝胰岛素酶降解到原来浓度的一半左右。在血清中，胰岛素水平在进食后 30~45 min 上升到最高水平，进食后 2~3 h 下降到基础水平。虽然葡萄糖是胰岛素分泌的最强刺激物，但其他糖（如甘露糖）、某些氨基酸（如精氨酸和亮氨酸）、GLP1、其他激素、神经递质及迷走神经刺激也能调节胰岛素的分泌，使葡萄糖浓度保持在一定的范围内。

T1D 的胰岛素治疗

自糖尿病控制和并发症试验成功完成以来，接近正常血糖水平一直是 T1D 治疗的目标，但临床使用胰岛素的情况非常复杂，很难实现和维持最佳的血糖控制水平。由于营养、激素和生活方式等诸多因素影响着葡萄糖的稳态，因此很少有一种可预测的治疗方案能够适用于所有的患者，尤其是患有 T1D 的儿童和青少年。实际上，在患有 T1D 的年轻人中，治疗方案仍然处于持续的监控之下，需要定期评估和微调。一个难以忽视的事实是，在基于实时测量血糖水平的反馈控制胰岛素输注使用之前，没有任何胰岛素治疗方案是完美的。幸运的是，已有满足这一需求的新的半自动混合闭环胰岛素输送系统开始走向临床。

动物和人胰岛素制剂

胰岛素被发现后不久，猪和牛胰岛素产品就成了几十年间治疗糖尿病的首选。在早期的商业生产中，添加微量锌来生产"常规"胰岛素，这是一种更稳定的（结晶锌）胰岛素制剂[2]。常规胰岛素的持续时间平均均为 5~8 h，这对于夜间血糖控制来说往往太短，而在餐前大剂量注射则作用时间太长。事实上，随后的研究也证明，晚餐前大剂量注射常规胰岛素会导致几个小时之后夜间低血糖的发作。1946 年，Hans Christian Hagedorn 博士的实验室生产了一种鱼精蛋白锌胰岛素，也就是 NPH （中性鱼精蛋白胰岛素）。另一种延长胰岛素作用的方法是在醋酸盐缓冲液的存在下形成锌 – 胰岛素复合物。这种胰岛素可以以完全结晶的形式（ultralente）产生，也可以是无定形的沉淀（semilente）。两种醋酸锌胰岛素（70% ultralente 和 30% semilente）混合产生了缓释胰岛素（Lente insulin），其作用时间与 NPH 相似。这些动物胰岛素的主要缺点之一是存在过敏反应的免疫原性，这是由于胰腺提取物时有杂质导致的。

目前使用胰岛素类似物的基础／餐时方案

1978 年，重组 DNA（rDNA）技术首次合成了人胰岛素，这在胰岛素发展史上是一个开创性的里程碑事件，因为它使人胰岛素的生产几乎可以达到无限量。更重要的是，rDNA 技术为具有快速、长效药代动力学（PK）和药效动力学（PD）的胰岛素类似物的生产铺平了道路。

速效胰岛素类似物

速效胰岛素类似物（RAI）是第一个被修饰的人胰岛素制剂。通过改变人胰岛素氨基酸序列增加了从皮下组织吸收的速率。在 B28 位脯氨酸替换为赖氨酸，在 B29 位赖氨酸替换为脯氨酸，生产出了赖脯胰岛素 [3]。第 2 个速效胰岛素类似物是门冬胰岛素，是通过在 B28 位用天门冬氨酸代替脯氨酸产生的。这两种胰岛素类似物的 PK/PD 时间 – 作用曲线非常相似。第 3 种速效胰岛素类似物是谷赖胰岛素，由 B3 位的赖氨酸取代天门冬酰胺，B29 位的谷氨酸取代赖氨酸而研发的。人胰岛素 β 链的这些变化破坏了胰岛素分子形成紧密聚集的胰岛素六聚体的趋势，故注射后在皮下空间很快分离。

这些新的速效胰岛素类似物（RIA）由于其更快的时间作用特点，与常规胰岛素相比，降低了餐后血糖的波动。这些 RIA 允许在用餐前较短时间内注射，在日常生活中灵活性更高。此外，餐后低血糖的风险也降低了。赖脯胰岛素和门冬胰岛素也是用于持续皮下胰岛素输液泵的选择，在这种泵中，大剂量和基础输注量的调整依赖于这些胰岛素更快速地起效。开始作用更快、达到高峰更早及达到 RIA 峰值浓度更高，对克服与青春期胰岛素抵抗相关的问题特别有益。赖脯胰岛素是美国食品药品监督管理局（FDA）批准的首个用于临床的速效胰岛素类似物。赖脯胰岛素和常规胰岛素的比较研究显示，两者对胰岛素受体的亲和力没有差别。临床试验数据表明，赖脯胰岛素在皮下注射后 15 min 内起作用，在大约 1 h 达到峰值，作用持续 3~5 h。

门冬胰岛素于 2000 年 6 月在美国被批准用于临床。临床前研究表明，门冬胰岛素与人胰岛素具有相同的胰岛素受体和 IGF-1 受体相互作用动力学，从而减少了人们对其存在有丝分裂潜在风险的担忧 [4-5]。与赖脯胰岛素相似，门冬胰岛素被定义为餐时胰岛素。它比人类常规胰岛素吸收更快，达峰时间更快，作用持续时间更短。在一项多中心研究中，门冬胰岛素与常规胰岛素相比，餐后低血糖需要第三方干预的风险显著降低，且不会导致餐后晚期血糖水平恶化。

与其他速效胰岛素类似物相比，谷赖胰岛素具有相似的 PK、PD 和安全性，而且配方中未添加锌。在肾功能受损的患者中，它似乎不会累积。谷赖胰岛素在血糖控制方面与其他快速作用的类似物相当，但其吸收率稍快，与其他类似物相比有统计学差异。

在大多数糖尿病中心，当选择一种速效胰岛素用于持续皮下胰岛素输注（CSII）或作为每日多次注射方案的一部分时，赖脯胰岛素、门冬胰岛素和谷赖胰岛素可以互换使用。然而，在胰岛素泵中使用谷赖胰岛素会增加导管堵塞的概率。而我们发现赖脯胰岛素和门冬胰岛素随着输注部位使用时间的增加，其吸收峰值会提前，作用时间会更短（图 5.1）。此外，对 T1D 孕妇进行的随机多中心研究发现，赖脯胰岛素和门冬胰岛素对母亲和后代都是安全的。妊娠期间使用赖脯胰岛素或门冬胰岛素时，并没有发现后代的先天性异常增加。如上所述，在赖脯胰岛素和门冬胰岛素的交叉比较研究中，我们没有检测到这两种速效胰岛素类似物的 PK 或 PD 有差异 [6]。

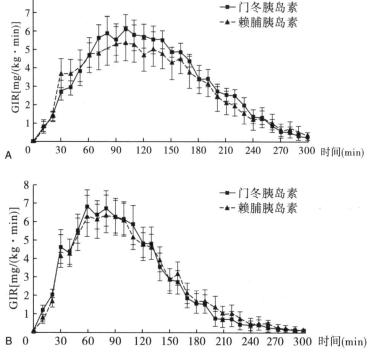

图 5.1 药效学资料。GIR：表示胰岛素作用，在标准剂量 0.2 U/kg 门冬胰岛素或赖脯胰岛素后维持正常血糖。数据以平均值 ± 标准误（SEM）表示。A. 置管第 1 天。B. 置管第 4 天（摘自 Swan, et al.[6] 经许可使用）

超速效胰岛素类似物

尽管 RIA 可以实现几乎正常的餐后血糖控制，但随着严格的血糖控制已被认为治疗糖尿病的标准，这些早期的、快速作用的胰岛素类似物的局限性变得更加明显。需要更短时间起效和消退，并能复制胰岛素生理作用的新胰岛素，以提供更好的血糖控制，尽量减少低血糖发作，并减少体重增加。一些新的胰岛素类似物已经被批准，旨在实现更快的胰岛素作用。

超速效门冬胰岛素 [Fiasp，诺和诺德（Novo Nordisk）] 是一种含有新辅料（烟酰胺和左旋门冬酰胺酶）的门冬胰岛素，能加快皮下注射后的初始吸收。与门冬胰岛素相比，Fiasp 由于吸收更早，发挥作用更快，其降糖作用时间也明显提前。此外，早期快速作用的门冬胰岛素暴露可改善餐后血糖控制，而不会增加低血糖风险。

研究者在原胰岛素赖氨酸配方中加入辅料（柠檬酸盐和曲前列环素），研制出了超快速作用的赖脯胰岛素。因为柠檬酸盐可增加血管通透性，而曲前列环素可增强注射部位的局部血管扩张，从而使胰岛素从皮下组织吸收更快。

吸入型胰岛素阿弗瑞沙（Afrezza），可能是作用最快的外源性胰岛素，这种胰岛素可以通过吸入快速吸收，消除了皮下注射后的延迟。胰岛素是通过一个拇指大小的吸入器吸入到大面积的肺部表面。一旦吸入，Afrezza 快速溶解在肺泡液中，并迅速被吸收进入体循环。Afrezza 胰岛素于 2014 年获 FDA 批准用于治疗成人 T1D 和 T2D 患者，用于儿童糖尿病的临床研究正在进行中。Afrezza 禁用于哮喘或慢性阻塞性肺疾病患者，不推荐用于吸烟患者。治疗前对基础肺活量测定，评估第 1 秒用力呼气容积（FEV_1），在治疗 6 个月后，之后的每年，甚至在没有呼吸道症状的情况下也应按期进行评估。

长效胰岛素类似物

在药理动力学谱的另一端，第一个长效基础胰岛素类似物——甘精胰岛素，通过在注射部位沉淀可溶性甘精胰岛素和缓慢释放进入血液循环，形成长效无峰的 PK/PD 曲线。该类似物是在 β 链的 30 位增加了 2 个精氨酸，用甘氨酸取代了 α 链第 21 位的天门冬酰胺以保持化学稳定性。因此，甘精胰岛素可溶于其辅料的弱酸性溶液中，在 pH 中性溶液中沉淀。当甘精胰岛素注入皮下组织（中性 pH）时，它会成为沉淀状态，然后缓慢、稳定地吸收，入血的胰岛素测量呈平坦无峰状态。甘精胰岛素最初被报道为一个平坦的曲线，然而，最近的研究表明，注射后其效应有一个轻微的上升，在 6 h 有一个相对的峰值，作用持续时间约为 24 h。这种无峰基础胰岛素的一个主要临床优点是，可以减少夜间低血糖的发生，在儿童使用时更为明显。

地特胰岛素是通过将肉豆蔻酸链接到 B29 位，并去除人胰岛素分子 B30 位的苏氨酸，从而减缓吸收并通过与白蛋白的非共价结合延长在血液循环中的时间。皮下注射地特胰岛素后，这些分子变化增强白蛋白结合，导致该部位吸收缓慢，并延长胰岛素在循环中的作用。其作用的生物持续时间是剂量依赖性的，为 12~24 h。与甘精胰岛素相比，它的胰岛素吸收的内在变异性更少且重复性更好[7]。地特胰岛素作用于大脑和外周组织，可抑制食欲，这可以解释在地特胰岛素治疗期间观察到的体重增加程度减小。然而，在患有 T1D 的儿童和青少年中，一天注射 2 次地特胰岛素似乎更为常见。

为了减少儿童和青少年 T1D 的每日注射次数，许多儿科内分泌学家将速效和长效胰岛素混在一起使用。然而，我们已经证明这不合适，因为它明显延迟了该混合物中速效成分的吸收（图 5.2）[8]。

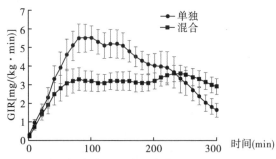

图 5.2 分别注射门冬胰岛素和地特胰岛素与混合一次注射的药效学对比（摘自 Cengiz, et al.[8] 经许可使用）

超长效胰岛素类似物

超长效胰岛素的定义是，皮下注射 24 h 后仍具有降糖作用的胰岛素。超长效胰岛素已被开发以减少注射次数和改善治疗依从性。超长效胰岛素作用参数与受试者每日内变异性较低及无峰胰岛素作用相匹配，这也是超长效胰岛素研发的核心目标。

甘精胰岛素 U300 是一种超长效胰岛素，已被批准用于 T1D 和 T2D。它以 1/3 的体积提供相同剂量的甘精素，比甘精素 U100 具有更长的 PK/PD 特征。甘精胰岛素 U300 在皮下组织释放得更缓慢，使其 PK 曲线更稳定，作用峰值更不明显，日内变动性和日间变动性较小。

德谷（Degludec）胰岛素是一种超长效的基础胰岛素，其结构经过修饰，可以在皮下注射形成多六聚体，从而使胰岛素非常缓慢和持续地释放进入循环 [7]。它可以可逆地与血清白蛋白结合，使血液中德谷胰岛素的浓度相对较高，从而延长它在血液中的动力学过程 [9]。每天注射 1 次，2~3 d 后日剂量可达稳定状态。德谷胰岛素降糖作用的持续时间为 42 h，一旦达到稳定状态，降糖活性十分稳定，其终末半衰期为 25~26 h。与甘精 100 相比，它具有较低的日受试者变异性，对糖化血红蛋白（HbA1c）和体重减轻有类似的效果。我们的临床经验表明，在患有 T2D 的年轻人中，将甘精胰岛素或地特胰岛素转换为德谷胰岛素可降低 HbA1c 水平，在 T1D 中却不行 [10]。

参考文献

[1] Bliss M. Banting's, Best's, and Collip's accounts of the discovery of insulin. Bull Hist Med, 1982, 56:554–568.

[2] Scott DA. Crystalline insulin. Biochem J, 1934, 1592-1602(1591):28.

[3] Howey DC, Bowsher RR, Brunelle RL, et al. [Lys（B28），Pro（B29）]-human insulin. A rapidly absorbed analogue of human insulin. Diabetes, 1994, 43:396–402.

[4] Lindholm A, McEwen J, Riis AP. Improved postprandial glycemic control with insulin aspart. A randomized double-blind cross-over trial in type 1 diabetes. Diabetes Care, 1999, 22:801–805.

[5] Mudaliar SR, Lindberg FA, Joyce M, et al. Insulin aspart(B28 aspinsulin): a fast-acting analog of human insulin: absorption kinetics and action profle compared with regular human insulin in healthy nondiabetic subjects. Diabetes Care, 1999, 22:1501–1506.

[6] Swan KL, Dziura JD, Steil GM, et al. Effect of age of infusion site and type of rapid-acting insulin analog on the pharmacodynamic and pharmacokinetic parameters in youth with T1DM on insulin pump therapy. Diabetes Care, 2009, 32:240–244.

[7] Heinemann L, Sinha K, Weyer C, et al. Time-action profle of the soluble, fatty acid acylated, long-acting insulin analogue NN304. Diabet Med, 1999, 16:332–338.

[8] Cengiz E, Swan KL, Tamborlane WV, et al. The alteration of Aspart insulin pharmacodynamics(PD)when mixed with Detemir insulin. Diabetes Care, 2012, 35:690–692.

[9] Heise T, Korsatko S, Nosek L, et al. Steady state is reached within 2-3 days of once-daily administration of degludec, a basal insulin with an ultralong duration of action. J Diabetes, 2016, 8:132–138.

[10] Elahi S, Patel A, Guandalini C, et al. Impact of switching youth with diabetes to insulin degludec in clinical practice. Endocr Pract, 2019, 25:226–229.

胰岛素泵治疗　　　　　　　第 6 章

Elizabeth A. Doyle，*Eda Cengiz*，*William V. Tamborlane*

背　景

　　持续皮下胰岛素输注（CSII），通常称为胰岛素泵治疗，于 40 多年前推出[1]。在 1 型糖尿病（T1D）强化治疗时代来临之际，我们推断，使用能够以持续基础输注形式输送常规胰岛素的泵装置，结合在进餐前提供更大剂量的胰岛素水平，可以模拟非糖尿病儿童中血浆胰岛素的生理波动。餐前常规胰岛素注射伴有的峰值延迟和作用延长不可能使饮食相关胰岛素分泌形式达完全正常状态，根据每餐碳水化合物的量分次注射可能会对餐后血糖控制有较好的效果。而且我们推测，内源性负反馈激素调节机制可能对餐后几小时后血糖的延迟下降起着一定作用。单一的基础输注速率就可以达到良好的治疗目标，并且

E. A. Doyle (✉)
Yale School of Nursing, Primary Care Division, Orange, CT, USA
e-mail: elizabeth.doyle@yale.edu

E. Cengiz · W. V. Tamborlane
Yale-New Haven Children's Hospital, Department of Pediatrics,
Yale School of Medicine, New Haven, CT, USA
e-mail: Eda.Cengiz@yale.edu

© Springer Nature Switzerland AG 2021
W. V. Tamborlane (ed.), *Diabetes in Children
and Adolescents*, Contemporary Endocrinology,
https://doi.org/10.1007/978-3-030-64133-7_6

通过 CSII 相对容易实现昼夜稳定的血浆胰岛素水平。初诊的住院患者和门诊患者使用胰岛素泵与传统注射胰岛素相比，血糖控制的改善情况更为明显（图 6.1）[2-3]。此外，胰岛素给药的皮下途径不像以前认为的那样明显妨碍有效的治疗，这为研发与多次注射胰岛素（MDI）相似的基础餐时设备铺平了道路。

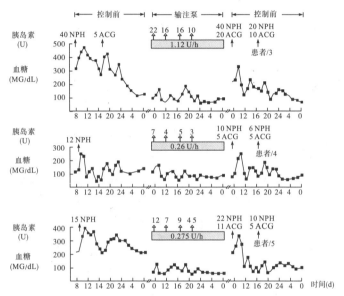

图 6.1　第一次成功的胰岛素泵研究中，有 3 例患者的血糖下降（控制前 *vs.* 控制后）（摘自 Tamborlane, et al. NEJM, 1979, 300:573-578.）

胰岛素泵的现状

目前大多数胰岛素泵都由一个可编程胰岛素输送装置相连接的胰岛素储药器组成，在大多数传统泵中，有一个塑料管将胰岛素储药器与置于腹部或臀部皮下组织的导管相连。无管胰岛素泵（又名贴片泵）的结构略有不同，胰岛素储药器直接与置于皮下的导管相连，无输送胰岛素的塑料管。通常，贴片泵需要一个封闭装置通过无线信号与泵链接，以实现胰岛素剂量的调整。

泵可以设置全天输注速效胰岛素的"基础率"，且设置最多可以在 24 h 内更改 48 次。泵基础率的变化在夜间特别有益，因为基础率可以设定为在前半夜降低剂量以防止出现夜间低血糖，并在黎明前几小时增加剂量以防止凌晨的高血糖。在引入连续血糖监测之前，很少有家庭经常检查患者的夜间血糖水平。基础率也消除了使用中效或长效胰岛素的需要，并且膳食计划不必围绕胰岛素作用峰值进行设置，正如每日多次注射疗法所推荐的。

白天，患者会根据膳食中的碳水化合物需求量"注入"一剂速效胰岛素，这使食物摄入种类和含量具有更大的灵活性。遗憾的是，许多患者和父母在计算膳食的碳水化合物含量方面并不是特别熟练，这一现象说明了注册营养师和相关人员对糖尿病患者进行继续教育的重要性。

胰岛素泵在患者进行锻炼或身体与他人有密切接触的运动时会成为负担。虽然在此类运动期间可以暂时取下泵和塑料管，但事先要做好规划并在运动之前、运动期间和运动之后仔细密切监测血糖并调整。此外，由于仅使用速效胰岛素，任何胰岛素输注中断（导管阻塞或断开）都会导致已经控制的血糖迅速恶化，尤其是在睡眠时间。泵还有一个不常见的缺点，特别是如果采用不正确的无菌操作或拖延更换原输注部位，可能会发生导管插入部位的局部感染。

对于糖尿病家庭来说，了解胰岛素泵治疗成本高昂也很重要。最近瑞典的一项研究表明，使用胰岛素泵的成年 T1D 患者的平均年花费高于使用每日多次注射治疗的患者（分别为12 928 美元和 9005 美元）[4]。因此，糖尿病家庭必须事先了解自己医疗保险覆盖的报销范围和自付费用，以确保有经济能力来选择这种治疗。

20 世纪 80 年代，胰岛素泵成为能在强化胰岛素治疗的同时减少低血糖发生的理想工具。然而，很少有儿科患者使用这些设备，因为使用起来很麻烦，而且很少有儿科医生有使用泵的经验，对于强化治疗的长期效益也不确定。糖尿病控制和并发症研究（DCCT）的结果显示，严格控制血糖水平的长期益处大于严重低血糖的风险，这引发了糖尿病治疗的重大模式转变[5]。因此，强化糖尿病管理迅速成为治疗的金标准，胰岛素泵治疗被专业糖尿病管理团队推广，成为一种实现严格 T1D 代谢控制的有效手段。此外，在治疗实践中泵也进行了优化，其功能更完善，包括多个可设置的基础/餐时输注率和校正因子（即敏感因子），能够调整小增量的基础和餐时剂量，大剂量输注历史记录能评估缺乏的胰岛素剂量，以及结合微型计算机计算进餐时间和校正胰岛素的输注剂量。因此美国 T1D 患者回访记录显示，使用胰岛素泵治疗的患者的糖化血红蛋白（HbA1c）水平始终低于每日多次注射方案的患者[6]。

儿科胰岛素泵使用者的选择

虽然胰岛素泵治疗已被证明对 T1D 有效，但并非所有儿科患者都适合胰岛素泵治疗。在考虑是否启动胰岛素泵治疗时，护理人员选择安全有效的候选人和合适的家庭是至关重要的。儿童选择泵治疗的适应证包括原注射方案出现持续 HbA1c 升高、葡萄糖大幅波动、反复发作且严重的低血糖事件、需要少量胰岛素的幼儿，或者因生活方式问题导致注射方案特别难以实施的患儿。简而言之，几乎每个 T1D 患儿都至少符合一项这样的适应证。因此，医务人员应该与患儿（如果年龄合适的话）及其家属进行认真交流，探讨胰岛素泵的使用方法。

学龄期儿童和青少年有使用胰岛素泵的意愿也很重要。实际上，在胰岛素泵使用的早期，糖尿病夏令营中口口相传的胰岛素泵治疗者的体会明显增加了正在接受胰岛素注射治疗的 T1D 青少年使用胰岛素泵的兴趣。应向儿童和青少年展示不同类型的胰岛素泵，并就泵的使用提供适合对应年龄的说明，以便患者能够做出正确的选择。我们的年轻患者需要明白，不管他们选择哪种泵，都需要持续地将硬件连接到身体上。即使父母希望治疗，但如果孩子是被迫使用胰岛素泵，治疗效果可能会不理想。同样，父母必须同意进行这种治疗，因为他们的支持对治疗的成功至关重要。注意，不按时进行糖尿病回访的就诊家庭并不是泵疗法的最佳候选家庭。

家长还需要对胰岛素泵治疗有适当的期望，他们必须明白这种治疗需要他们付出很大的努力，也许比胰岛素注射疗法还要麻烦。此外，使用胰岛素泵并不能"治愈"糖尿病，但它是一种帮助患者更好地控制糖尿病的设备。频繁的血糖监测或使用持续血糖监测仪（CGM）也很重要，而理解碳水化合物计量同样是必要的。他们需要知道如何处理糖尿病引起的并发症，了解酮症酸中毒的症状和体征，以及何时向糖尿病专科医生寻求帮助。

选择胰岛素泵

目前，经美国食品药品监督管理局（FDA）批准，有 3 个公司生产的胰岛素泵可用于儿科（表 6.1）。它们是英苏利特（Insulet）公司（Omnipod）、美敦力（Medtronic）糖尿病公司（MiniMed 630G 系统和 MiniMed 670G 系统）和 Tandem 公司（t:slim X2™ 胰岛素泵）。医护人员需要向患者及其父母详细介绍每个泵固有的不同选项（如果必要）。家庭所做的第一个选择，就是决定是否要选择带管路的胰岛素泵。许多家庭会选择无管胰

表 6.1　美国允许儿童使用的胰岛素泵

公司	泵	联系方式
Insulet 公司	Omnipod®	https://www.myomnipod.com/ Omnipod 系统 Phone: 1800 591–3455
Medtronic	MiniMed™ 630G 系统、MiniMed670G™ 系统	https://www.medtronicdiabetes.com/home Phone: 1800 646–4633
Tandem® 糖尿病管理公司	t:slim X2™ 胰岛素泵	https://www.tandemdiabetes.com Phone: 1877 801–6901

岛素泵（Omnipod），因为方便且没有管路，这是吸引许多儿童和青少年患者及其父母的原因。

这些泵能很好地黏附在皮肤上，但为了防止泵出现问题，需要随时提供备用的胰岛素泵耗材。如果家庭想要一个自动化的泵，那么建议 Tandem t:slimX2™ 泵和美敦力 MiniMed 670G 系统胰岛素泵。如果患儿已经佩戴 DexCom G6 传感器，那么可以选择 Tandem t:slim X2™ 泵，而那些佩戴 Guardian Connect CGM 者可选择美敦力的 MiniMed 670G 胰岛素泵。在任何情况下，医生都应该与患儿家人一起研究每个泵系统的优缺点，以便作出明智的决定。

胰岛素泵治疗的实施

如第 5 章所述，如果没有根据传感器所测的血糖水平的实时变化对胰岛素输送进行反馈控制，T1D 的胰岛素治疗是不完善的。尤其是在夜间，每个夜晚都存在风险。爱因斯坦把疯狂定义为："一遍又一遍地做同样的事情，却总是期望得到不同的结果。"而我们将 T1D 的风险定义为"反复使用相同的夜间基础注射剂量，但总是得到不同的结果"。随着商用动态血糖监测系统（如 CGM）的推出，糖尿病的治疗模式发生了重大转变。虽然测试数据不准确、错误的警报及刺入部位的局部刺激限制了早期 CGM 的使用，但是许多类似的问题现在已经被解决了[7-8]。事实上，至少有一些新的 CGM 是足够准确的，它们已经取代了需要使用血糖仪监测来指导胰岛素治疗。

与本章特别相关的是，胰岛素泵与 CGM 的整合能够通过传感器获得指导胰岛素剂量的血糖水平信息，即通过实时血糖变化反馈控制胰岛素输注。尽管如此，胰岛素泵充分发挥潜力的过程相对缓慢。最早的集成 CGM / 泵系统包括低葡萄、糖暂停（LGS）功能，当 CGM 值达到预先设定的低血糖水平时，就暂停胰岛素的输入。虽然低血糖暂停功能明显降低了低血糖的程度和持续时间，但并不能阻止低血糖事件的发生，尤其是在夜间。相反，预警的低葡萄糖暂停（PLGS）装置可以在低血糖发生之前关闭胰岛素输入，减少低血糖事件[9]。然而，这两项功能对减少患者处于高血糖状态的时间都没有帮助。

接下来是 2016 年 FDA 批准的美敦力 Minimed 670G 混合闭环系统。为了防止系统故障导致的胰岛素过量输入，该设备要求使用者计算碳水化合物的数量，并在正餐和摄入零食前手动输入相对较大剂量的胰岛素。另外，该系统通过传感器获得葡萄糖水平的反馈，控制改变餐间和夜间的胰岛素输注速率（图 6.2）。这个装置的安全性和有效性在一个包括成年和青少年 T1D 的重要临床研究中得到了证实。此外，Tandem 智能控制软件，也是基于 CGM 输送的结果改变胰岛素剂量（见第 9 章），已证明可以通过减少高血糖和低血糖的时间来改善血糖控制。许多其他的自动胰岛素输入系统目前正在研究中，包括双激素调节、更先进的葡萄糖传感器，以及自动胰岛素输送时段更长的技术。

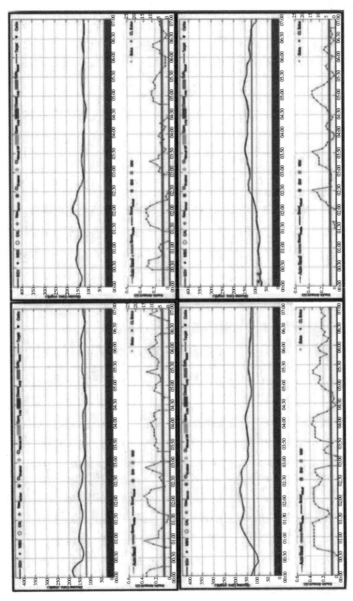

图 6.2 不同的夜间胰岛素输送量，但第二天早上得到的结果相同

参考文献

[1] Tamborlane WV, Sherwin RS, Genel M, et al. Reduction to normal of plasma glucose in juvenile diabetics by subcutaneous administration of insulin with a portable infusion pump. N Engl J Med, 1979, 300:573–578.

[2] Tamborlane WV, Sherwin RS, Genel M, et al. Restoration of normal lipid and amino acid metabolism in diabetic patients treated with a portable insulin infusion pump. Lancet, 1979, 1:1258–1261.

[3] Tamborlane WV, Sherwin RS, Genel M, et al. Outpatient management of juvenile-onset diabetics with a portable subcutaneous insulin infusion pump. Am J Med, 1980, 68:190–196.

[4] Grip ET, Svensson A, Miftaraj M, et al. Real world costs of continuous insulin pump therapy and multiple daily injections for type 1 diabetes: a population-based and propensity-matched cohort from the Swedish National Diabetes Registrar. Diabetes Care, 2019, 42:545–552.

[5] The DCCT Research Group. The effect of intensive diabetes treatment on the development and progression of long-term complications in insulin dependent diabetes mellitus. The Diabetes Control and Complications Trial. N Engl J Med, 1993, 329:977–986.

[6] Miller KM, Foster NC, Beck RW, et al. Current state of type 1 diabetes treatment in the US: updated data from the T1D exchange clinic registry. Diabetes Care, 2015, 38:971–978.

[7] Diabetes Research in Children Network （DirecNet） Study Group. The accuracy of the CGMS in children with type 1 diabetes: results of the Diabetes Research in Children Network （DirecNet） accuracy study. Diabetes Technol Ther, 2003, 5:781–789.

[8] Diabetes Research in Children Network （DirecNet） Study Group. The accuracy of the GlucoWatch G2 biographer in children with type 1 diabetes: results of the Diabetes Research in Children Network （DirecNet） accuracy study. Diabetes Technol The, 2003, 5:791–800.

[9] Forlenza GP, Buckingham BA, et al. Predicted low-glucose suspend reduces hypoglycemiain adults, adolescents and children with type 1 diabetes in an at-home randomized cross-over study. Diabetes Care, 2018, 41:2155–2161.

[10] Bergenstal RM, Garg S, Weinzimer SA, et al. Safety of a hybrid closed-loop insulin delivery system in patients with type 1 diabetes. JAMA, 2016, 316:1407–1408.

[11] Garg SK, Weinzimer SA, Tamborlane WV, B, et al. Glucose outcomes with the in-home use of a hybrid closed-loop insulin delivery system in adolescents and adults with type 1 diabetes. Diabetes Technol Ther, 2017, 19:155–163.

血糖监测

第 7 章

William V. Tamborlane, Amy Steffen, Michelle Van Name

背 景

在治疗青少年 1 型糖尿病（T1D）"非常糟糕的旧时代"（即 1980 年以前），我们没有可靠的方法来监测血糖控制。唯一可用的工具是测量尿液中葡萄糖的浓度 / 数量（图 7.1）。当然，一些家长知道，通过尿液中的葡萄糖浓度来调节胰岛素的剂量，就像试图看着球的影子击球一样（不可能成功）。一名患者的父亲提醒我，除非血糖水平超过 180 mg/dL，否则尿葡萄糖检测结果是阴性的。他说："这就像试图驾驶一辆车，但只记录 180 英里 / 小时或更高的车速。"

而我们的试验更详细，让患者家长在某个周末收集孩子的尿液，分 4 次收集：早餐到午餐，午餐到晚餐，晚餐到就寝时间，就寝时间到早餐时间。在周一下午门诊时，家长们要提交一份详细的清单，列出每个时段的尿量（盎司），并从每个时段带

W. V. Tamborlane · A. Steffen · M. Van Name (✉)
Yale-New Haven Children's Hospital, Department of Pediatrics,
Yale School of Medicine, New Haven, CT, USA
e-mail: William.tamborlane@yale.edu; amy.steffen@yale.edu;
michelle.vanname@yale.edu

© Springer Nature Switzerland AG 2021
W. V. Tamborlane (ed.), *Diabetes in Children
and Adolescents*, Contemporary Endocrinology,
https://doi.org/10.1007/978-3-030-64133-7_7

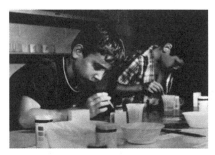

图 7.1 青少年 T1D 患者检查尿糖水平的图片

一定量的尿样到医院实验室进行葡萄糖浓度检测。作为一名博士后研究员，我必须计算每个时间间隔内尿液中葡萄糖的总量，如果在任何时间间隔内糖的总量很高，我们将改变胰岛素的剂量。以前我们认为每 3 个月测量 1 d 的检查数据，足以指导调整治疗方案。因此，那个时期的年轻人在相对较早的成年期就发生了许多糖尿病的血管并发症。

T1D 强化治疗时代的曙光

直到 20 世纪 80 年代初，T1D 的治疗情况才开始好转，血糖控制检测的进步功不可没。

糖化血红蛋白（HbA1c）

众所周知，健康个体的红细胞中含有一小部分可与葡萄糖共价结合的血红蛋白。HbA1c 也被称为"快速血红蛋白"，因为它从阳离子交换树脂上洗脱的速度比非糖基化血红蛋白快。我有一个大学朋友是生物化学博士，他告诉我，以前他们会扔掉那些有大量葡萄糖附着在血红蛋白上的血液样本，因为他们不知道那意味着什么。直到 20 世纪 70 年代末，研究人员才发现，红细胞中 HbA1c 的共价结合百分比，与患有糖尿病的个体的平均循环血糖水平成正比。随后发现，每 3 个月测量 1 次 HbA1c

水平，可以很好地反映总体血糖控制水平，因为这是大多数人的平均红细胞更新周期。

简而言之，这意味着糖尿病患儿血糖控制好坏不是就诊前一两天形成的，就诊之前的血糖控制不好会在血液 HbA1c 测试中显示出来。然而直到 1993 年，糖尿病控制和并发症试验（DCCT）才证明，在糖尿病病程早期尽可能将 HbA1c 控制在接近正常的低水平，糖尿病微血管并发症的发生和进展才会明显延迟 [1]。

令人欣慰的是，HbA1c 为发生糖尿病并发症的风险提供了一个简单的替代指标，即更好地控制血糖可以延缓甚至预防血管并发症的发生。但遗憾的是，HbA1c 水平本身并不能说明如何达到和维持糖尿病患者的最佳血糖水平。

自我血糖监测

在引入 HbA1c 测量的同时，还引入了血糖监测仪，患者自己在家就可以测量血糖水平。我在住院医师培训时遇到的一名患 T1D 的医生，他提到自己上医学院之前在一个医学实验室工作时偶然产生了这个想法，当时他使用 Ames 反射计快速测量血糖水平（图 7.2）。即使他觉得自己的血糖水平很低，但有时还会出现尿糖，他对这种现象感到很困惑。为了再次评估这种差异，他

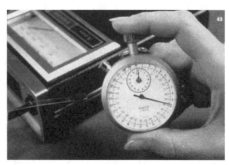

图 7.2 第一个血糖仪

从实验室拿了一个反射仪，证明了即使尿检显示葡萄糖呈阳性，他的血糖水平仍然很低。每天进行 3 次或 3 次以上的血糖测试很快就流行起来，血糖仪也很快发展为越来越准确、快速和更容易使用。糖尿病治疗早期的里程碑事件是血糖仪的引入，它包含了对以前测试的结果、日期和时分的记忆功能。这提高了血糖数据的可靠性，功能也优于患者使用的血糖日记记录功能 [2]。

随后，血糖仪的数值也可以输入高级胰岛素泵的微型计算机存储器中，以计算校正剂量。一家公司的泵启动所有血糖值时默认值为 100 mg/dL，然后可以调整，以与实际血糖水平相等。我曾经在问一名患儿母亲其儿子的餐前血糖水平时，她说："那很简单，总是 100 mg/dL——他从不检查自己的真实血糖水平！"

在过去的 40 年里，几代血糖仪的改进使血糖自我监测（SMBG）成为糖尿病管理的重点。它提供实时反馈，使患者能够在必要时立即做出调整。此外，在几天或几周内跟踪血糖变化趋势，为患者和糖尿病医护人员在调整胰岛素方案或考虑新的治疗策略时提供了重要信息。新型的血糖仪很轻便，只需要一小滴血液。如上所述，现在大多数都有计算机来帮助记录，这是管理青少年糖尿病治疗的一个关键点。然而，SMBG 只能提供餐前和餐后 2~3 h 内血糖水平的简短记录，而且很少能提供夜间血糖水平。很明显，T1D 的治疗永远不会是完美的，除非能在频繁、实时测量血糖浓度的变化基础上反馈控制胰岛素给药。

动态血糖监测（CGM）

新千年的曙光初现之机见证了第一代 CGM 设备的面世，即 Medtronic（美敦力）动态血糖监测系统（CGMS）和手表式血糖记录仪投入市场 [3-4]。虽然这些设备已经投入市场，但第一批 CMG 有很多缺陷，导致它们迅速退出市场。随着 CGM 设备的进一步改进，JDRF CGM 研究组证明，CGM 可以提供比血糖仪监测更好的方法来达到最佳的血糖控制 [5]。当然，只有在早期规律使用这些系统的患者中，CGM 才能实现更好的血糖控制，这对青少年来说是一个特别大的挑战（图 7.3）。然而，最近的一项研究报告称，随着时间的推移，在患有 T1D 的青少年和年轻成年人中，最新一代 CGM 的使用越来越多 [6]。

最新一代的 CGM 传感器可以植入皮下组织。传感器中的葡萄糖氧化酶与皮下组织中的间质葡萄糖之间的电化学反应产

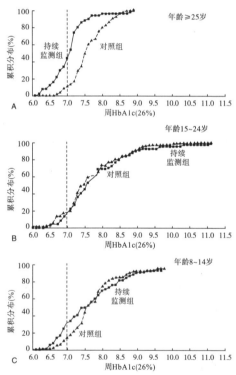

图 7.3 几乎每天使用 CGM 的 T1D 成年患者的 HbA1c 水平较低（A）（摘自 1 型糖尿病研究基金会动态血糖监测研究小组 [5]）。15~24 岁（B）和 8~14 岁患者（C）的 HbA1c 水平没有差异 [Copyright © （2008） Massachusetts Medical Society. 经许可使用]

生与周围葡萄糖浓度成正比的电流，传感器读取该电流并将其传输给接收器。

CGM 已经成为治疗儿童和青少年糖尿病的重要工具。主要特点包括精确性，可连续使用 10~14 d，并可替代指尖血糖监测。此外，传感器上的血糖趋势箭头指示葡萄糖上升和下降的速率，一些系统提供可定制的高 / 低葡萄糖阈值警报。基于网络的数据管理软件可以将数据实时上传到云端，而实时远程监控功能深受 T1D 儿童的父母喜爱。

低龄 T1D 患儿 CGM 的应用

SENCE 研究组最近评估了 CGM 联合家庭行为干预（FBI）与 CGM 单独使用，对 2~8 岁 T1D 患儿与血糖监测相比较的血糖结果和对父母生活质量的影响[7]。该研究为多中心（N=14）、为期 6 个月的随机对照研究，其纳入了 108 例 2~8 岁的 T1D 患儿，主要分析包括随访期内治疗组间的 CGM 在目标范围的时间百分比等数据。特别值得注意的是，在 6 个月的研究中，约 90% 的 CGM 组参与者使用 CGM ≥ 6 天 / 周。在 6 个月的时间里，T1D 患儿在目标范围内的时间（即 70~180 mg/dL）没有改善，但显著减少了低血糖发生的时间。FBI 也对父母的幸福感产生了积极的影响。

CGM 指标

目前大多数 CGM 在使用中出现错误的概率低于 10% 。随着 CGM 准确性的提高，T1D 青少年使用 CGM 的人数也在增加，越来越多的证据表明，无论是使用胰岛素泵还是每日多次注射治疗，CGM 的使用能让 T1D 患者的 HbA1c 显著降低。值得注意的是，在我们的实践中，许多新发 T1D 患儿的家庭考虑开始胰岛素泵治疗之前使用 CGM，许多父母非常喜欢可以通过手机远程监测孩子血糖水平的功能。当然，患者必须定期使用这些设备才能获得最大的益处。

常规使用当前 CGM 设备的另一个附加功能是，引入了基于 CGM 概况的血糖控制新指标[8]。这些指标包括：①平均每日葡萄糖；②低血糖（< 54 mg/dL 和 < 70 mg/dL）发生的时间百分比；③目标范围内的时间百分比，即 70~180 mg/dL；④高血糖（即 ≥ 180 mg/dL 和 > 250 mg/dL）发生的时间百分比。CGM 数据还可用于生成可视化报告，以确定血糖模式并指导治疗决策[8]。

我们最终的目标是通过控制算法将目前的 CGM 装置与胰岛素泵整合在一起，使患者无需付出太多努力就能自动反馈控制胰岛素输送。人工胰腺项目在过去 10 年中取得了显著的进展，这是下一章的主题。

参考文献

[1] The DCCT Research Group. The effect of intensive diabetes treatment on the development and progression of long-term complications in insulindependent diabetes mellitus. The Diabetes Cntrol and Complications Trial. N Engl J Med, 1993, 329:977–986.

[2] Mazze RS, Shamoon H, Pasmantier R, et al. Reliability of blood glucose monitoring by patients with diabetes mellitus. Am J Med, 1984, 77: 211–217.

[3] The Diabetes Research in Children Network （DirecNet） Study Group. The accuracy of the CGMS™ in children with type 1 diabetes: results of the Diabetes Research in Children Network （DirecNet） accuracy study. Diabetes Technol Ther, 2003, 5:781–789.

[4] The Diabetes Research in Children Network （DirecNet） Study Group. The accuracy of the GlucoWatch® G2™ biographer in children with type 1 diabetes: results of the Diabetes Research in Children Network （DirecNet） accuracy study. Diabetes Technol Ther, 2003, 5:791–800.

[5] JDRF CGM Study Group. Impact of continuous glucose monitoring in optimizing intensive treatment of type 1 diabetes in adults and children. N Engl J Med, 2008, 359:1464–1476.

[6] Laffel LM, Kanapka LG, Beck RW, et al. Effect of continuous glucose monitoring ion adolescents and young adults. A randomized clinical trial.

JAMA, 2020, 323:2388–2396.

[7] Strategies to Enhance New CGM Use in Early Childhood （SENCE） Study Group. A randomized clinical trial assessing continuous glucose monitoring use with standardized education with or without a family behavioral intervention in very young children with type 1 diabetes（in review）.

[8] Danne T, Nimri R, Battelino T, et al. International consensus on use of continuous glucose monitoring. Diabetes Care, 2017, 40:1631–1640.

自动化胰岛素输注 第 8 章

Stuart A. Weinzimer, Lori Carria, Michelle Van Name

背 景

在相对短的时间跨度内,我们已经看到了糖尿病设备的快速发展。例如,自首次发表关于实时持续血糖监测仪(CGM)的研究报告以来的 15 年中,泵/传感器系统的集成度和自动化水平越来越高,运行它们所需的自动化算法也越来越复杂。我们已经从针对低血糖水平暂停胰岛素的简单系统转变为混合闭环(HCL)系统,该系统可以在餐后和夜间实时调整胰岛素输送,以最大限度地降低低血糖和高血糖水平。具体来说,在 HCL 系统的控制下,夜晚不再是 1 型糖尿病(T1D)患者最糟糕的时间,因为夜间胰岛素输送会根据传感器葡萄糖水平的实时变化从一个晚上自动调整到下一个晚上。具体目标是预防夜间低血糖并使每天早晨的空腹血糖水平正常(图 8.1)。

S. A. Weinzimer (✉) · L. Carria · M. Van Name
Yale-New Haven Children's Hospital, Department of Pediatrics,
Yale School of Medicine, New Haven, CT, USA
e-mail: stuart.weinzimer@yale.edu; lori.carria@yale.edu

© Springer Nature Switzerland AG 2021
W. V. Tamborlane (ed.), *Diabetes in Children and Adolescents*, Contemporary Endocrinology,
https://doi.org/10.1007/978-3-030-64133-7_8

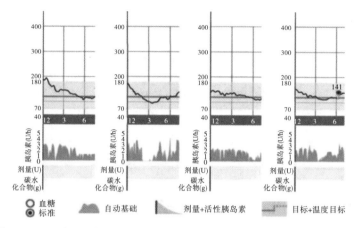

图 8.1　使用自动 HCL 系统改变夜间胰岛素输注速率，以实现每天早上约 120 mg/dL 的稳定目标

自动化胰岛素输送的前期发展

　　自动化发展的第一步和最简单的程序是阈值暂停泵。正如其名，当血糖传感器在白天或晚上的任何给定时间记录到低于预定的低血糖阈值的读数时，该系统就会暂停基础胰岛素输送。这样的系统被比作汽车安全气囊，虽然不能阻止低血糖的发生，但它可以通过停止胰岛素的输送减轻低血糖的严重程度并减少持续时间以此来降低损害。正如美敦力（Medtronic）糖尿病组进行的一项大规模临床试验所证明的那样，在使用启用阈值暂停功能的传感器增强泵的参与者中，与没有此功能的传感器增强泵对照组相比，暴露于低血糖的时间减少了 38% [2]。通过将胰岛素泵暂停时间控制在 2 h 内，即使泵在正常甚至高血糖水平时暂停胰岛素输送，这些系统也不会增加严重高血糖或酮症的风险 [3]。令人惊讶的是，美国食品药品监督管理局（FDA）花了几年时间才批准第一个自动暂停泵的使用，尽管大多数人都认识到，在血糖水平低的情况下继续注射胰岛素毫无意义。这被描述为"临床平

衡"，或者当你已经知道答案的时候，你就不需要再研究了。

下一个渐进和复杂的改进是预测性的低葡萄糖暂停系统，该系统旨在根据传感器葡萄糖水平的变化，在实际发生之前预测即将发生的低血糖。这些调整已在几个传感器增强泵系统中使用，它们利用传感器血糖水平线性回归来预测葡萄糖的下降速率，如果预计在给定的时间范围内达到阈值低血糖水平（如30 min）时，基础胰岛素输送将在患者出现低血糖之前暂停。胰岛素输送的恢复是基于传感器葡萄糖水平恢复到设定阈值以上并呈正向变化。几项大规模的临床试验已经证明，这些系统在减少持续低血糖方面是有效的。例如，一项为期 6 个月的随机平行研究显示，与无此功能的传感器增强泵相比，使用预测低血糖暂停泵的用户在 < 63 mg/dL 和 < 54 mg/dL 的时间减少了近 50%[4]。同样，一项为期 6 周的交叉研究表明，当预测暂停功能启用时，< 70 mg/dL 的血糖水平降低了 31%[5]。值得注意的是，在两项研究中，临床上重要的低血糖减少都是在没有伴随高血糖增加的情况下取得的。

尽管阈值暂停和预测性低血糖暂停系统能有效减少低血糖的发生，但对于大多数需要达到严格血糖指标的患者来说，它们不能自动应对高血糖，也不足以降低大多数人的糖化血红蛋白（HbA1c）水平。真正的"闭环"自动胰岛素输送系统是指胰岛素输送，不仅要对实际或即将发生的低血糖水平做出反应，也要对高血糖水平或上升的血糖水平做出反应。因此需要更复杂的调整办法来有效地完成这一任务。

多种技术方法已被应用于解决血糖控制问题，虽然各种方法之间可能存在显著差异，但它们都有一个共同的基本原则，即胰岛素的净输送速率是由多种因素共同决定的，包括：①绝对血糖水平；②血糖水平上升或下降的速率；③之前给予胰岛素的时间和剂量；④向系统提供的条件（如进餐或锻炼情况）。这些系统之间的差异主要是基于其算法所包含的数学模型[6]。

当前的 HCL 系统

目前可用的或即将上市的所有闭环系统都有一个共同点，那就是它们都是"混合"闭环系统，也就是说，它们需要在用餐时手动输入胰岛素。HCL 系统会在两餐之间和夜间调整基础胰岛素的输送，但使用者必须根据餐中碳水化合物的含量及餐前血糖水平，为正餐和加餐输送适量的胰岛素。最初的 HCL 概念包括手动注射小剂量的餐前胰岛素，以减轻餐后由于胰岛素吸收延迟而导致的过度高血糖。例如，依靠一个完全自动化的算法来检测膳食，基于升高的传感器葡萄糖水平，确定餐后早期高血糖和餐后晚期低血糖时胰岛素作用的延迟，只有一部分可以通过调整修改得到纠正[7-8]。小剂量速效胰岛素类似物餐前应用的有效性如图 8.2 所示。

随着时间的推移，HCL 概念在两个主要方面发生了变化：①目前的系统采用人工注射大剂量餐前胰岛素，以充分对抗餐

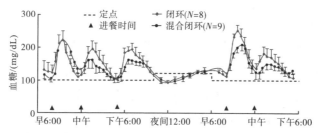

图 8.2　原始混合闭环与全闭环研究（摘自 Weinz-imer S., et al. 经 Diabetes Care 许可使用）

中的碳水化合物含量。目的是通过严格限制胰岛素自动输送量，来降低由于系统故障导致的胰岛素输送过量的风险。②该系统通过在餐后和夜间自动调整基础胰岛素输注速率来维持后期血糖水平。具体来说，由于传感器血糖水平在餐后后期下降，传感器通常会完全暂停胰岛素的继续输送。

美敦力 670G 是第一个在美国上市的 HCL 系统。除了要求使用者在用餐时手动输入碳水化合物的量及餐时胰岛素量外，这个系统的主要特点包括：①传感器将葡萄糖值直接传递给泵，该泵自动计算胰岛素量，无需中间控制器 / 通信设备；②该方法的固定血糖阈值为 120 mg/dL，除非用户选择一个可选的"即将运动模式"（设置为 150 mg/dL）；③传感器需要每天校准血糖仪 2~3 次，或根据需要更为频繁地校准；④系统具有明显的"自动模式"和"手动模式"状态。在满足所有安全要求的情况下，系统可在自动模式下运行，在自动模式下，泵的闭环算法可动态调节餐间和夜间胰岛素输注速率；也就是说，当系统处于自动模式时，不再有任何固定的基础胰岛素输入。然而，如果出现任何一种安全信号，如传感器校准问题、高血糖时间延长或最大胰岛素输送速率延长，系统都将切换为手动模式，使泵恢复到预设的基础速率。事实上，所有这些功能都是为了避免胰岛素自动过量输送。

美敦力 670G 的临床试验证明了其卓越的安全性和控制效果。在一项针对 124 例 T1D 成人和青少年的单队列纵向研究中，3 个月后，平均 HbA1c 水平从基线的 7.4% 降至 6.9%[9]。血糖控制达标时间（定义为血糖在 70~180 mg /dL 范围内的时间）显著增加，在青少年队列中从 60% 增加到 69%，在成人队列中从 67% 增加到 74%[10]，处在高血糖和低血糖的时间显著减少。随后对 7~13 岁儿童进行的一项为期 3 个月的单组研究显示，从研究初始到 3 个月，HbA1c 水平（7.9%~7.5%）、达到控制目标的时间（56%~65%）及高血糖和低血糖的时间都有类似的显著改善[11]。

在美国上市的第 2 个系统是 Tandem t:slim X2，也是一种 HCL 系统，传感器将血糖读数直接发送到泵。然而，该系统与美敦力系统有重要差异，最显著的差异是传感器与自动和手动设置之间的切换。Tandem 系统采用了 Dexcom G6 持续血糖传感器，不需要血糖输入或校准，允许用户与指定的护理人员远程实时"共享"血糖值。智能控制系统根据一天中的不同时间，使用的不是一个而是多个目标血糖水平，除了增加基础胰岛素输送治疗高血糖，如果基础调整不足以使血糖水平正常化，该系统还可以提供自动校正药量。

智能控制系统的临床试验显示，在达到目标时间和糖化血红蛋白水平方面，与美敦力 670G 试验相似。然而，Tandem 智能控制研究是随机对照试验，采用开环控制手段和较长的治疗时间，使这些研究更加可靠。对 168 例 14~71 岁的参与者进行多中心研究，以 2∶1 的方式随机采用 HCL 控制与传感器增强泵治疗，结果显示：闭环组控制改善的时间从基础的 61% 提高到 6 个月时的 71%，而对照组没有变化。闭环组在高血糖发生的时间上也有相应的减少。在研究结束时，HbA1c 水平的平均基线调整差异为 0.33%，闭环组比对照组有明显优势。最令人印象深刻的是，在这次试验中，受试者能够在闭环模式下停留超过 90% 的时间，这是系统易用性的一个关键指标。

第 3 个系统是由 Insulet 开发的 HCL 系统，目前正在进行临床试验。这个设备与美敦力和 Tandem 系统的不同之处在于，它是一个"无导管"的贴片泵，系统通过智能手机设备控制，该设备传递葡萄糖传感器（此时为 Dexcom G6）和泵之间的通信。早期半自动研究已经证明了该系统的可行性[12]，在撰写本文时，一个大规模的关键试验正在进行中。

未来的自动化胰岛素输送系统

胰岛素自动输送领域正在持续快速发展。"下一代"系统已经开始解决手动餐时胰岛素和添加其他激素的需求。由胰岛素和胰高血糖素组成的双激素系统尤其有吸引力，即使在具有挑战性的运动条件下也能降低低血糖风险。短期研究显示，该系统在改善处于目标范围的时间及降低低血糖和需要补充碳水化合物方面有积极结果 [13]。因为双激素系统每天重新配制胰高血糖素而限制了胰高血糖素在泵中的日常使用，但是新的胰高血糖素制剂已经被批准，它们在液体状态下具有长期稳定性，使用时不需要重新配制。其他激素，如普兰林肽，通过减少与饮食有关的内源性胰高血糖素分泌，在闭环系统中起到减少餐后血糖升高的作用，这已初步显示出效果，但需要进一步研究 [14-16]。钠 – 葡萄糖协同转运蛋白抑制剂（SGLTI）通过增加肾脏排糖，以独立于胰岛素的方式缓解餐后高血糖，作为胰岛素在 HCL 中的辅助剂，也引起了人们的兴趣，尽管人们对其安全性仍然抱有怀疑。

自动化控制系统的全部功能还有待探索。最近，在控制系统中除了纳入葡萄糖水平之外，还加入了其他指标用于系统调控，这引起了人们的极大兴趣。如心率监测器或加速计，可以使这些系统能够检测佩戴者何时在锻炼，并自动调整胰岛素输送方式，以适应不断变化的胰岛素需求。全球定位系统与用户日历和机器学习算法相结合，甚至可使一个 HCL 能够检测到佩戴者何时开车去参加每周的动感单车课，并在锻炼开始前调整胰岛素的输注。我们一直在测试允许佩戴者使用自己的智能手机作为控制器，而无需单独的控制器，并启用可设置的警报和报警，以及根据一天中的时间或其他个人偏好，动态地为多个医护人员 / 医联体提供"共享"数据[17]。

这些系统越来越强大、越来越复杂，但也许正因为如此，人们越来越认识到，胰岛素自动输送的最终成功不仅取决于设计出最好的泵、传感器或算法，还需要了解人们使用这些系统所涉及的人为因素。我们对这些问题的初步研究发现，人们对自动化的信任和期望程度各不相同。很明显，在处理这些系统之前，就必须开始对用户进行教育。人们不仅必须了解系统能够（和不能）实现什么，以及为了成功地操作这些设备必须保持的参与水平，甚至还必须了解他们自己对于将胰岛素剂量的日常决策交给机器的感受[18-19]。随着我们对糖尿病患者混合型闭环系统的应用和操作的了解越来越多，系统化的教育和培训项目也开始被开发和评估[20-21]。随着用户和培训员人数的增加，一个全面和标准化的方法将有助于确保培训内容被有效提供，后续服务得到优化。随着新的系统和技术进入市场，这一进程将继续发展，而培训对于成功掌握胰岛素泵技术至关重要。

随着先进糖尿病治疗设备的自动化和集成化持续快速发展，新设备的开发和测试进程不断加快，我们非常乐观地认为：改善血糖控制和减轻 T1D 患者负担的梦想即将实现。

参考文献

[1] Foster NC, Beck RW, Miller KM, et al. State of type 1 diabetes management and outcomes from the T1D exchange in 2016—2018. Diabetes Technol Ther, 2019, 21（2）:66–72.https://doi.org/10.1089/dia.2018.0384.

[2] Bergenstal RM, Klonoff DC, Garg SK, et al. Threshold-based insulinpump interruption for reduction of hypoglycemia. N Engl J Med, 2013, 369（3）:224–232. https://doi.org/10.1056/NEJMoa1303576.

[3] Sherr JL, Palau Collazo M, Cengiz E, et al. Safety of nighttime 2-hour

suspension of Basal insulin in pump-treated type 1 diabetes even in the absence of low glucose. Diabetes Care, 2014, 37（3）:773–779. https://doi. org/10.2337/dc13-1608.

[4] Abraham MB, Nicholas JA, Smith GJ, et al. Reduction in hypoglycemia with the Predictive Low-Glucose Management System: a long-term randomized controlled trial in adolescents with type 1 diabetes. Diabetes Care, 2018, 41（2）:303–310. https://doi.org/10.2337/dc17-1604.

[5] Forlenza GP, Li Z, Buckingham BA, et al. Predictive Low-Glucose Suspend reduces hypoglycemia in adults, adolescents, and children with type 1 diabetes in an at-home randomized crossover study: results of the PROLOG trial. Diabetes Care, 2018, 41（10）:2155–2161. https://doi. org/10.2337/ dc18-0771.

[6] Doyle FJ 3rd, Huyett LM, Lee JB, et al. Closed-loop artifcial pancreas systems: engineering the algorithms. Diabetes Care, 2014, 37（5）:1191–1197. https://doi.org/10.2337/dc13-2108.

[7] Weinzimer SA, Steil GM, Swan KL, et al. Fully automated closed-loop insulin delivery versus semiautomated hybrid control in pediatric patients with type 1 diabetes using an artifcial pancreas. Diabetes Care, 2008, 31（5）:934–939. https://doi.org/10.2337/ dc07-1967.

[8] Ruiz JL, Sherr JL, Cengiz E, et al. Effect of insulin feedback on closedloop glucose control: a crossover study. J Diabetes Sci Technol, 2012, 6（5）:1123–1130[2012–09–01]. https://doi. org/10.1177/193229681200600517.

[9] Bergenstal RM, Garg S, Weinzimer SA, et al. Safety of a hybrid closedloop insulin delivery system in patients with type 1 diabetes. JAMA, 2016, 316（13）:1407–1408. https://doi.org/10.1001/jama.2016.11708.

[10] Garg SK, Weinzimer SA, Tamborlane WV, et al. Glucose outcomes with the in-home use of a hybrid closed-loop insulin delivery system in adolescents and adults with type 1 diabetes. Diabetes Technol Ther, 2017, 19（3）:155–163. https://doi.org/10.1089/dia.2016.0421.

[11] Forlenza GP, Pinhas-Hamiel O, Liljenquist DR, et al. Safety evaluation of the MiniMed 670G system in children 7-13 years of age with type 1 diabetes. Diabetes Technol Ther, 2019, 21（1）:11–19. https://doi. org/10.1089/ dia.2018.0264.

[12] Sherr JL, Buckingham BA, Forlenza GP, et al. Safety and performance of the Omnipod hybrid closed-loop system in adults, adolescents, and children with type 1 diabetes over 5 days under free-living conditions. Diabetes Technol Ther, 2020, 22（3）:174–184. https://doi.org/10.1089/ dia.2019.0286.

[13] El-Khatib FH, Balliro C, Hillard MA, et al. Home use of a bihormonal bionic pancreas versus insulin pump therapy in adults with type 1 diabetes: a multicentre randomised crossover trial [published correction appears in Lancet, 2017, 389（10067）:368] [published correction appears in Lancet, 2017, 389（10068）:e2]. Lancet, 2017, 389（10067）:369-380. https://doi.org/10.1016/S0140- 6736（16）32567-3.

[14] Weinzimer SA, Sherr JL, Cengiz E, et al. Effect of pramlintide on prandial glycemic excursions during closed-loop control in adolescents and young adults with type 1 diabetes. Diabetes Care, 2012, 35（10）:1994-1999. https://doi.org/10.2337/dc12-0330.

[15] Sherr JL, Patel NS, Michaud CI, et al. Mitigating meal-related glycemic excursions in an insulin-sparing manner during closed-loop insulin delivery: the benefcial effects of adjunctive Pramlintide and Liraglutide. Diabetes Care, 2016, 39（7）:1127-1134. https://doi.org/10.2337/dc16-0089.

[16] Haidar A, Tsoukas MA, Bernier-Twardy S, et al. A novel dual-hormone insulin-and-pramlintide artifcial pancreas for type 1 diabetes: a randomized controlled crossover trial. Diabetes Care, 2020, 43（3）:597-606. https://doi.org/10.2337/dc19-1922.

[17] Deshpande S, Pinsker JE, Zavitsanou S, et al. Design and clinical evaluation of the Interoperable Artifcial Pancreas System（iAPS）smartphone app: interoperable components with modular design for progressive artifcial pancreas research and development. Diabetes Technol Ther, 2019, 21（1）:35-43. https://doi.org/10.1089/dia.2018.0278.

[18] Iturralde E, Tanenbaum ML, Hanes SJ, et al. Expectations and attitudes of individuals with type 1 diabetes after using a hybrid closed loop system. Diabetes Educ, 2017, 43（2）:223-232. https://doi.org/10.1177/0145721717697244.

[19] Tanenbaum ML, Iturralde E, Hanes SJ, et al. Trust in hybrid closed loop among people with diabetes: perspectives of experienced system users. J Health Psychol, 2020, 25（4）:429-438. https://doi.org/10.1177/1359105317718615.

[20] Messer LH, Forlenza GP, Wadwa RP, et al. The dawn of automated insulin delivery: a new clinical framework to conceptualize insulin administration. Pediatr Diabetes, 2018, 19（1）:14-17. https://doi.org/10.1111/pedi.12535.

[21] Messer LH, Berget C, Forlenza GP. A clinical guide to advanced diabetes devices and closed-loop systems using the CARES paradigm. Diabetes Technol Ther, 2019, 21:462.

医学营养治疗 第9章

Paulina Rose, Mary Savoye, Eileen Tichy

背 景

1 型糖尿病（T1D）是自身免疫障碍导致的内源性胰岛素分泌严重减少或完全缺乏。历史上，在 20 世纪初和发现胰岛素之前，患者诊断为糖尿病后被要求采用艾伦（Allan）饥饿饮食疗法，该饮食法严格限制碳水化合物的摄入，饮食主要由脂肪、蛋白质、少量的非淀粉类蔬菜及日常锻炼组成。发现胰岛素后，饮食处方变得宽松了，但仍是低碳水化合物（< 20%），高脂肪（> 70%），中等蛋白质（< 10%），不含浓缩糖[1-7]。值得注意的是，直到 20 世纪 80 年代，T1D 患者还被鼓励远离单糖。那时老人会告诫家里患 T1D 的孩子："你不能再吃糖果和饼干了。"我们一例参加糖尿病控制和并发症试验（DCCT）的成年患者回忆，在她十几岁的时候，她不得不提醒她的母亲自己不能吃生日蛋糕，因为她有糖尿病。在另一次就诊中，一名患儿母亲提到两件事：①她患有 T1D 的女儿在午餐前血糖过低；②在她女儿的

P. Rose (✉) · M. Savoye · E. Tichy
Yale-New Haven Children's Hospital, Department of Pediatrics,
Yale School of Medicine, New Haven, CT, USA
e-mail: paulina.rose@yale.edu

© Springer Nature Switzerland AG 2021
W. V. Tamborlane (ed.), *Diabetes in Children and Adolescents*, Contemporary Endocrinology,
https://doi.org/10.1007/978-3-030-64133-7_9

床下发现了糖果包装纸。我们解决了这两个问题，方法是每天早上 10 点给患儿吃一块糖果。在回访时，患儿母亲抱怨她的儿子想知道：既然他没有糖尿病，为什么不能在学校吃上午 10 点的糖果？

随着新型胰岛素产品的出现和糖尿病治疗设备的发展，膳食计划的灵活性得到了提高，碳水化合物摄入量增加，饮食处方的目标向个体化发展，主要是使胰岛素治疗适应个人的营养需要和生活方式。尽管在治疗方面取得了很大进展，但饮食管理仍然是糖尿病诊疗中最具挑战性的治疗方法之一，也是控制糖尿病的关键。

医学营养治疗

目前 T1D 青少年的健康饮食指南与非糖尿病儿童的指南相同。主要的区别是 T1D 儿童必须使用胰岛素。2014 年国际儿童和青少年糖尿病协会（ISPAD）指南明确指出，合理饮食的目标是为正常生长和体重维持提供足够的能量，改善长期并发症，并预防急性并发症，如严重低血糖和糖尿病酮症酸中毒（DKA）[1]。能量摄入应分配为 45%~55% 的碳水化合物，添加的糖少于 10%，蛋白质 10%~20%，脂肪 30%~35%。饱和脂肪限制在 10% 以下，应鼓励使用多不饱和脂肪酸、单不饱和脂肪酸和 ω-3 脂肪酸[7]。

最近，有人对这些膳食建议提出了不同意见，因为一些研究表明，较低的碳水化合物摄入量可降低餐后高血糖，其他观察性研究也发现，较低的碳水化合物摄入量与较低的糖化血红蛋白（HbA1c）水平相关[1-2,19]。然而，人们普遍认为，患有 T1D 的儿童和青少年不应该限制碳水化合物的摄入，因为可能会对生长发育产生不利影响。此外，极低的碳水化合物饮食会限制或排除许多重要的微量营养素来源的食物。因此，膳食建议必须个体化并有一定的灵活性，而不能是死板和教条的 [3]。

建议家庭成员都采用营养丰富的均衡饮食，而不仅仅是针对糖尿病儿童。应该对家庭进行有关饮食中主要营养成分组成的教育，包括主要营养成分对血糖的影响，碳水化合物计算或估计，低血糖的治疗和预防，胰岛素的作用时间和用餐时间，处理特殊或节日场合的饮食，体重管理，以及防止饮食规律的打乱等。此外，在营养教育期间应解决有关健康进食的障碍，包括父母认为健康进食成本较高，准备健康饮食花费的时间更多，关注社会对饮食的影响，以及他们的 T1D 孩子可能被视为异类的感受 [6]。营养建议也应该考虑到文化、种族和家庭传统的差异。在健康饮食的基础上，全家参与改变饮食习惯是很重要的。同样值得注意的是，患有 T1D 的年轻人不再"苗条"了。事实上，大约有 36%~39% 的 T1D 青少年的体重指数 z 值在超重到肥胖的范围内 [17]。

胰岛素治疗方案的类型将决定营养治疗计划，反之亦然，主要是碳水化合物的摄入和胰岛素应相互平衡。固定剂量的胰岛素需要建立固定碳水化合物摄入量的膳食计划，并每天保持。而例外是在 T1D 的"蜜月期"。在此期间，残留的内源性胰岛素分泌通常可以弥补碳水化合物摄入量的适度增加。

餐前注射速效胰岛素类似物结合可覆盖夜间的长效胰岛素类似物，或使用胰岛素泵，可使食物摄入更灵活，因为胰岛素剂量与计划的碳水化合物摄入量相匹配(AKA 基础 + 餐时疗法)。如第 4 章所述，我们最初治疗患者时，患者每顿主食都要摄入标准的碳水化合物，这样我们就能更好地确定胰岛素与碳水化合物的比例。随后，患者和医护人员能够根据每餐摄入的碳水化合物量计算餐前胰岛素剂量。从长远来看，根据食欲变化调整胰岛素剂量的后一种方法效果最好。

碳水化合物

碳水化合物是对血糖影响最大的主要营养食物。碳水化合物的摄入量与胰岛素注射的剂量和时间是决定餐后血糖升高的主要因素。碳水化合物由葡萄糖分子链组成，这些葡萄糖分子链在消化过程中被酶（唾液和胰腺酶）分解。它们从胃进入小肠，在小肠中被吸收入血。碳水化合物的主要作用是为身体细胞提供能量[4]。碳水化合物的分类见表9.1。

表 9.1　碳水化合物类型

糖（易消化）	
单糖	葡萄糖、果糖（水果糖）、半乳糖（乳糖）
双糖	蔗糖（蔗糖）、乳糖（乳糖）、麦芽糖（麦芽糖）
多元醇	糖醇（山梨糖醇）、甘露糖醇、木糖醇
淀粉（可消化）	
直链淀粉	含淀粉蔬菜中的葡萄糖分子链
支链淀粉	面包、谷物中发现的葡萄糖分子链
纤维（不被消化）	纤维素、半纤维素、果胶、树胶、胶浆、果聚糖

碳水化合物只能以单糖的形式被吸收入血。纤维不能被消化吸收而被排出体外。肝脏以糖原的形式储存葡萄糖，糖原由长链葡萄糖分子组成。

"复合碳水化合物"和"单糖"这两个术语已不再使用。我们食用的糖有植物细胞壁中天然存在的糖（果糖）、牛奶中的乳糖和食品加工过程中添加的糖，如饮料、饼干、蛋糕、糖果、甜点、谷物、调味酸奶、调味品及预制食品中。营养成分标签并不总是将天然糖和添加糖分开描述。过量添加糖的食物往往是高能量和营养有缺陷的。传统上，糖尿病患者限制食用添加蔗糖的食物，但研究表明，一顿饭中添加等量的蔗糖或淀粉，引起血糖升高的作用是相似的[7]。尽管如此，美国农业部还是建议健康饮食，将糖的摄入量控制在总热量的10%以内。在进食浓缩糖之前强调健康的碳水化合物是一个合理的方法，可以让患有糖尿病的儿童偶尔吃点甜食，特别是在进食含脂肪的混合膳食时，这种混合膳食可减缓胃排空。

含碳水化合物的食物包括：面包、谷类食物、谷物；意大利面、米饭、豆类和豆科作物；含淀粉蔬菜，如土豆、南瓜、玉米和豌豆；水果和果汁；乳制品，如牛奶和酸奶[虽然奶酪是用牛奶做的，但它不含碳水化合物；新鲜奶酪，如农家鲜奶酪和农家奶酪，含有少量的碳水化合物]；巧克力、饼干、糖果、糖、软饮料及其他加糖饮料。

健康的碳水化合物是加工最少的食物，如粗粮、豆类、水果、蔬菜及乳制品。这些都是微量营养素和植物营养素的极佳来源，并且具有较低的升糖指数，其中一些食物的纤维含量也很高。我们建议食用这些类型的碳水化合物，而不是精加工的食物。天然植物食物中的内在纤维可以帮助减缓餐后血糖的升高[13]。

食物含有两种纤维，可溶性膳食纤维和不可溶性膳食纤维。可溶性膳食纤维，如大麦、燕麦、豆类、亚麻籽、鼠尾草籽、苹果、柑橘及浆果中的可溶性纤维，被认为可以减缓营养物质的消化和吸收，因为它在消化道中可形成一种黏稠的凝胶样物，可以保住水分并结合葡萄糖。它还吸取胆汁酸从而促进排泄，进而降低总胆固醇和低密度脂蛋白浓度[13]。此外，它还为有益细菌提供养料，改善肠道微生物群。不溶性膳食纤维形成大便中的主体成分，并促使形成规律排便。这两种纤维都能缓解便秘。食物在加工过程中会失去天然纤维。遗憾的是，标准的美国饮食富含动物蛋白、脂肪、糖和精制淀粉，但纤维含量非常低。

根据一系列综述和 meta 分析，膳食纤维摄入量最高的人群与摄入量最低的人群相比，总死亡率降低了 15%~30% [5]。水果和蔬菜是纤维的良好来源，但患或不患 T1D 的儿童平均摄入的纤维都少于每天 5 份的推荐摄入量。改用未精加工的全谷物面包，选择含纤维的谷物，在用餐时提供蔬菜，在零食时提供水果，都可以增加纤维摄入量。

甜味剂

有营养甜味剂和非营养甜味剂或人造糖。一些制造商宣称其食品"不加糖"，这可能会误导消费者。食物可能没有多余的添加糖，但它仍然含有内在的糖分。最典型的例子就是冷冻果汁棒或苹果酱。

蔗糖，通常被称为食糖，曾经被限制用于糖尿病患者。然而，正如前面提到的，一餐中等量的糖或淀粉可引起相似的餐后血糖升高。因此，患有 T1D 的儿童可以偶尔享受含糖的食物。如果减少膳食中其他碳水化合物的分量，代之以糖，也可以维持一个平稳的碳水化合物目标。此外，可以给予患者更多的速效胰岛素来补偿增加的碳水化合物量。甜食热量高但营养结构不合理，如果频繁摄入，会导致体重增加。因此，甜食可以偶尔享用，而不是经常食用。

果糖的升糖指数很低，这表明它似乎是 T1D 患者不错的选择。然而，虽然它不会直接影响血糖，但会在肝脏中转化为葡萄糖，对血脂有不良影响，会导致体重增加。在美国，许多食品都添加了高果糖浆来增加甜味，这与肥胖和非酒精性脂肪性肝病（NAFLD）的发病率增加有关 [14]。蔗糖和果糖每克可产能量 4 卡路里。

糖醇，又称多元醇，被食品制造商用来降低食物中的碳水化合物含量。它们经常用于"无糖"的糖果、冰淇淋和糕点中，名称以"ol"结尾 [如山梨醇（sorbitol）]。每克糖醇含有 2 卡路里的热量。建议在计算碳水化合物时，从碳水化合物的总克数中减去糖醇克数的一半。食入大量的山梨醇会引起一些人的肠道不适和腹泻。

非营养性甜味剂不含有或含有很少量的热量，在美国可以买到的甜味剂有安赛蜜 K（Sweet One）、阿斯巴甜（Natra-Sweet, Eguae）、糖精（Splenda）和三氯蔗糖（Sweet Low）。许多标有"diet"的食品中都有这些甜味剂。食品制造商使用"低糖"一词是指将原食品中的糖含量减少并与人工糖混合。其中一些甜味剂"名声不好"，大都是坊间传闻。美国食品药品监督管理局（FDA）批准了所有的甜味剂，并确定了每天的安全摄入量，其中包括 100 倍的安全系数，这大大超过了平均摄入量 [6]。它们被批准用于病情稳定的糖尿病患者，包括儿童和孕妇。近年来，新型甜味剂进入了市场，如甜叶菊、罗汉果、阿洛酮糖等。它们是从植物中提取出来的，有人认为它们更天然、更安全。它们的口感比糖还甜，但没有热量。然而，它们可能有令人不快的后味，有些人不喜欢这种味道。

升糖指数（GI）

GI 是指单独与葡萄糖相比，各种碳水化合物食物对血糖水平的影响。典型的升糖指数是指摄入 50 g 含碳水化合物的食物后血糖升高的速率和幅度与摄入 50 g 葡萄糖或白面包的比值。葡萄糖的升糖指数为 100，其他食物的升糖指数就是与之相比较的数值。具体来说，碳水化合物按升糖指数进行分类：< 55 为低，55~70 为中，> 70 为高。

然而，每一种食物类别内及人与人之间都有很大的可变性，因为许多特征会影响血糖的催化与吸收，如颗粒大小、纤维含量、生长成熟度、食物烹调方式、加工程度、酸度，以及其他与食物摄入和消化有关的因素[10]。由于其复杂性，美国糖尿病协会不建议将 GI 作为控制血糖的主要饮食工具[7]。值得注意的是，食物的 GI 影响的是餐后血糖，而不是空腹血糖。

用低 GI 食物代替高 GI 食物可能会轻微降低进食后出现的葡萄糖峰值。一些研究表明，这种方法可以降低约 0.5% 的 HbA1c 水平，但也有些研究没有得出相似结论[10]。食用中低等 GI 的食物可使血糖缓慢上升，并可适度改善血糖控制[16]。可以适当增加餐时胰岛素量，以抵消高 GI 食物的峰值，但要注意餐后低血糖的潜在风险。

T1D 患者可以学会识别自己对不同食物的反应，并制定相应的策略来调整与饮食相对应的胰岛素剂量。一种方法是主要选择低或中等 GI 的食物。当摄入高 GI 食物时，在同一餐中用低 GI 食物平衡它们是有益的。当葡萄糖需要快速升高时，如运动前，可以选择高 GI 食物。

与进食相关的餐时胰岛素注射时间是优化餐后控制的有用工具[2]。具体来说，在进食前 15~20 min 注射胰岛素可以降低血糖峰值。由于皮下注射胰岛素的延迟作用，建议在进食前给予胰岛素，而不是在进食后或进食期间，但是对于幼童和其他食欲不定的儿童可以例外。胰岛素泵的优点是可以将餐时胰岛素分解成多个部分，例如，一半在餐前，另一半在餐后。通过营养教育改善饮食质量和进餐时间规律也有助于改善餐后高血糖，而不仅仅是靠胰岛素调节。

蛋白质

蛋白质为主营养物质，主要存在于动物制品中，但也有和碳水化合物相结合的植物蛋白。蛋白质存在于肉制品、家禽、猪肉、鱼类和海产品、蛋类、奶酪和奶制品、坚果和种子、豆类及谷物中。纯蛋白质是由氨基酸组成的。对于非糖尿病患者，含有碳水化合物和蛋白质的膳食通常不会刺激胰腺中胰高血糖素的分泌。然而，对于 T1D 患者，即使在碳水化合物含量高的膳食中，蛋白质也会刺激胰高血糖素的释放。进餐刺激胰高血糖素快速分泌，进而刺激肝脏产生葡萄糖，从而导致餐后高血糖。

零食中添加蛋白质并不能防止低血糖，但它有助于饱腹感。幼儿往往不会摄入足够的蛋白质来刺激血糖升高，但青少年和年轻成年人往往会这样做。推荐的儿童蛋白质每日摄入量由婴儿的 1.5 g/（kg·d）至 18 岁男性的 0.85 g/（kg·d），这相当于 10%~15% 的热量来自蛋白质。一些对举重训练感兴趣的年轻人可能会在教练的指导下服用蛋白质补充剂增加肌肉。必须注意，应使用剂量安全且不影响肾功能的蛋白质补充剂。

Paterson 等人研究了蛋白质的独立效果，发现适量（< 50 g）的蛋白质不会影响血糖[18]。然而在没有碳水化合物和脂肪的情况下，75~100 g 蛋白质显著增加葡萄糖，这与 20 g 碳水化合物在没有胰岛素的情况下结果相似。计算一顿标准餐的胰岛素需求量通常是基于碳水化合物的克数，但如果那一餐中有较大量的蛋白质，则可能需要几个单位额外的胰岛素补充。如果使用胰岛素泵，可以设置延长餐时胰岛素波峰或双波餐时胰岛素来预防餐后的高血糖。随着时间的推移，经过反复试验和纠错及观察血糖波动，将选出适合每个人的不同方法。

脂　肪

很多人错误地认为饮食中的脂肪会直接增加血糖，但事实并非如此。恰恰相反，脂肪可减缓胃排空，从而减缓葡萄糖的吸收。脂肪会导致葡萄糖升高的延迟，这可能会持续几个小时，具体取决于食物中的脂肪量。很多年前我们用比萨证明了这一点，在高脂肪比萨餐后，引起了葡萄糖长时间的升高。

饱和脂肪和反式脂肪酸会导致动脉粥样硬化，即与动脉硬化和心脏病的发展有关，这是一种常见的起源于T1D的长期并发症。脂肪有固体和液体两种形式。饱和脂肪在室温下是固体，它们存在于红肉、猪肉制品、乳制品、黄油、棕榈油及椰子油中。液态脂肪是油类，分为多不饱和脂肪和单不饱和脂肪。单不饱和脂肪，如橄榄油、菜籽油、坚果油和牛油果，对心脏有益，应该多吃。ω-3脂肪酸存在于富含脂肪的鱼、核桃和亚麻籽中，它们也有保护心脏的作用，大剂量食用可以降低甘油三酯的水平。一般来说，人们每周应该食用2~3份富含ω-3的食物。

应该避免食用或限制食用反式脂肪。这些液体油通过化学过程氢化后变成固体脂肪。它们被添加到许多零食中以延长保质期，如饼干、商业烘焙产品、薯片和巧克力，并在配料中被列为"部分氢化植物油"或"植物起酥油"。它们正逐渐被食品加工系统淘汰，但要小心，注意替代品是否为高度饱和的"棕榈油"。脂肪的热量很高，每克脂肪可提供9卡路里的热量。

碳水化合物的计算

膳食计划方法可以在不增加体重和胰岛素需求的情况下改善代谢控制[8]。建议使用固定剂量胰岛素的儿童，以及每日多次基础—餐胰岛素注射或胰岛素泵治疗的儿童采用。估算膳食中的碳水化合物含量有不同的方法，有些比较简单，有些比较复杂。在决定所需的胰岛素单位数量时，膳食的碳水化合物总量比碳水化合物类型更为重要[7]。尽管如此，碳水化合物的质量也会影响血糖。

食物中的碳水化合物含量，可以通过加工食品的营养成分列表或公布的含有营养信息的数据库找到。医护人员需要注意食物标签上的分量。碳水化合物是以克数或碳水化合物换算量来计算的。每份换算量是指一份淀粉、水果或牛奶，平均含有15 g碳水化合物。无糖食物或低碳水化合物食物的碳水化合物含量少于5 g。一份肉（1 盎司）不含碳水化合物。一份脂肪（5 g）不含碳水化合物，但能提供许多热量。蛋白质和脂肪含量虽然对整个健康饮食计划很重要，但通常不计算。然而，它们会影响碳水化合物的吸收。换算清单可以帮助计算能力差的人估计膳食中碳水化合物的含量，并且适用于使用固定胰岛素剂量的情况。

计算碳水化合物

所有包装食品都有一个营养成分列表。在进食或吃零食前，青少年或医护人员应使用量杯或量匙，或称量所需食物，并与食物标签上所列的分量作比较。标签列出了每一份的总碳水化合物克数——糖克数被忽略了，因为它们被包含在碳水化合物的总克数中。当纤维克数接近5 g或更多时，应从总克数中扣除纤维克数。同样，如果标签上列出了糖醇，如山梨醇、木糖醇或甘露醇，应该从碳水化合物的总克数中减去糖醇克数的一半。

例如：标签上写着一杯麦片含有22 g碳水化合物，但碗里有2杯麦片的量。碳水化合物的总克数是多少？答案是22 g + 22 g = 44 g碳水化合物。

如果谷物也含有膳食纤维，在这个例子中是每份2 g，那么碳水化合物的总克数就是44 g−（2 g+2 g）=40 g净碳水化合物。如果使用胰岛素与碳水化合物的比例，这个最终的净碳水化合物总量应该用来计算胰岛素的需要量（图 9.1）。

在没有营养标签的情况下，市面上有多款可提供营养资料的智能手机应用程序可供下载。谷歌及美国农业部的数据库可

营养成分

每盒大约 6 份	
分量	1 杯（140 g）

每份数量	
卡路里	170
	日常膳食比值（%）*
总脂肪 8 g	10%
饱和脂肪 3 g	15%
反式脂肪 0	
胆固醇 0	0
钠 5 mg	0
总碳水化合物 22 g	8%
膳食纤维 2 g	7%
总糖 16 g	
含添加糖 8 g	16%
蛋白质 2 g	
维生素 D 0	0
钙 20 mg	2%
铁 1 mg	6%
钾 240 mg	6%

*：日常膳食比值表示食物中的每一种营养素在日常饮食的占比。一般的营养建议为每天 2000 卡路里。

图 9.1 营养成分日常膳食值

以用来查找食物中的碳水化合物含量。

对大多数孩子来说，一份健康的食物计划包括每餐 30~75 g（可选择 2~5 种碳水化合物）和一次 10~30 g（可选择 1~2 种碳水化合物）零食，对活动多的青少年多一些，对幼儿少一些。如有需要，可在膳食中加入无糖食物，但应限制在 1~2 份（每份 < 5 g 碳水化合物）。超过这个数量就要加到碳水化合物的总量中。

有两种方法（固定和灵活）：给使用固定剂量胰岛素的患者规定一个每日必须持续保持的膳食和零食的碳水化合物总量目标。现在，大多数患者不再使用碳水化合物换算法，而是使用 1 U 胰岛素所能对抗的碳水化合物量（以克为单位）的比值。这个胰岛素与碳水化合物的比值是非常个体化的，也是动态调整的。然而，由于残余内源性胰岛素分泌逐渐减少，1 U 胰岛素所对抗的碳水化合物量在最初 6 个月的"蜜月期"后往往会下降，或患者进入青春期出现胰岛素抵抗增加也会引起同样的变化。胰岛素与碳水化合物的比例在一天中也会变化，比如早餐通常比其他餐需要更多的胰岛素。因此，合理准确地计算碳水化合物是必须的。不幸的是，我们从研究中发现，许多青少年都不能很好地计算碳水化合物的实际数量。

低碳水化合物饮食

由于血糖变异度的加剧，低碳水化合物饮食又重新流行起来。大多数关于低碳水化合物饮食的研究都是在缺乏对照组的情况下进行的横断面研究，参与者通常是高度积极的，他们使用强化的胰岛素管理措施 [9]。一项对 1020 例欧洲 T1D 患者的观察研究报告称，较低的 HbA1c 水平与较低的碳水化合物摄入量

相关 [5]。然而，长期坚持限制饮食是一项挑战。在患有 T1D 的成人中，极低碳水化合物 / 生酮饮食（＜ 50 g 精制碳水化合物或总热量的 10%）的不良后果包括 DKA、低血糖、血脂异常及糖原耗竭的风险增加 [19]。在患有 T1D 的青少年中，低碳水化合物饮食 [＜ 130 g/d 或根据美国糖尿病学会（ADA）定义碳水化合物能量占摄入总能量的 26%] 的安全性尚未确定。因此，儿科医生应该仔细考虑是否使用极低碳水化合物的饮食方案，因为潜在的营养缺乏可能对生长产生不利影响。

混合膳食

由碳水化合物和高膳食脂肪组成的食物（如披萨）已经被证明会导致持续数小时的迟发性高血糖。Wolpert 等人的研究显示，一次进食含有 50 g 脂肪的食物可引起持续 5 h 的明显血糖升高，即使给予额外的胰岛素也不能奏效 [12]。如前所述，已经有研究表明，在碳水化合物中添加蛋白质会使血糖升高。脂肪＋蛋白质＋碳水化合物的作用是累积的，在 5 h 内可使葡萄糖浓度翻倍 [11]。因此，为了减少餐后高血糖，餐前胰岛素的计算可能需要考虑所有膳食的含量，而不是仅仅基于碳水化合物的含量。已经尝试了几种方法：①注射能额外对抗 20 g 碳水化合物的胰岛素；②增加 20%~35% 的餐时剂量；③利用泵的提前推注调节功能——2~6 h 的餐时泵 – 双组合推注（50%/50%、60%/40% 或 70%/30%）。

然而，由于蛋白质和脂肪都可导致高血糖，并且这种影响是量依赖性的，因此目前还没有明确有效的治疗策略。高脂肪（即＞ 50 g）的膳食可能需要双倍的胰岛素量。反复试验和持续血糖监测数据有利于改进餐后血糖管理。

特殊场合

糖尿病患儿可以与健康儿童一样参加庆典活动，但需要一些调整，尤其是已确定即将发生事件的时间与常规用餐时间和胰岛素给药的关系时。如果事件发生在用餐时间之外，可以额外注射速效胰岛素，或者延迟注射以配合事件发生的时间。当活动需要进食特殊的食物，且碳水化合物的数量超过通常的摄入量时，可以给予额外的胰岛素，利用胰岛素与碳水化合物的比例计算剂量，或根据胰岛素敏感性提供几个单位的胰岛素。这个策略是可取的，而不是因蛋糕和冰淇淋而减少饮食中的碳水化合物。不应让患有糖尿病的儿童觉得他们不能与同龄人吃同样的食物，因为这会让他们产生自卑感，并可能导致其擅自和胡乱进食。

参考文献

[1] ISPAD Clinical practice consensus guidelines 2014 compendium. Pediatr Diabetes, 2014, 15（Suppl 20）:77–85.

[2] Smart CE, Annan F, Higgins LA, et al. ISPAD clinical practice consensus guidelines nutritional management in children and adolescents with diabetes. Pediatr Diabetes, 2018, 19（Suppl 27）:135– 153.

[3] Aslander-van Vliet E, Smart C, Waldron S. Nutritional management in childhood and adolescent diabetes. Pediatr Diabetes, 2007, 8:323–339.

[4] Tascini G, Berioli MG, Cerquiglini L, et al. Carbohydrate counting in children and adolescents with type 1 diabetes. Nutrients, 2018, 10:109.

[5] Turton JL, Raab R, Rooney KB. Low carbohydrate diets for type 1 diabetes mellitus: a systematic review. Plos One, 2018, e0194987:13.

[6] Patton SR, Clements MA, George K,et al. "I don't want them to feel different": a mixed methods study of parents and dietary management strategies for their young child with type 1 diabetes mellitus. J Acad Nutr Diet, 2016, 116:272–282.

[7] American Diabetes Association medical management of type 1 diabetes. 5th ed. : 95.

[8] Mottalib A, et al. Weight management in patients with type 1 and obesity.

Curr Diab Rep, 2017, 17:92.

[9] Bolla AM, Caretto A, Laurenzi A, et al. Low carb and ketogenic diets in type 1 and type 2 diabetes. Nutrients, 2019, 11:962.

[10] Thomas D, Elliott EJ. Low glycaemic index or low glycaemic load, diets for diabetes mellitus. Cochrane Database Syst Rev, 2009, 2009 (1):CD006296.

[11] Smart CEM, Evans M, O'Connell SM, et al. Both dietary protein and fat increase post-prandial glucose excursions in children with type 1 diabetes and the effect is additive. Diabetes Care, 2013, 36:3897–3902.

[12] Wolpert HA, Atakov-Castillo A, Smith SA, et al. Dietary fat acutely increases glucose concentrations and insulin requirements in patients with type 1 diabetes: implications for carbohydrate based bolus dose calculation and intensive diabetes management. Diabetes Care, 2013, 36:810–816.

[13] Soliman GA. Dietary Fiber, atherosclerosis and cardiovascular disease. Nutrients, 2019, 11:1155.

[14] Jensen T, Abdelmalek MF, Sullivan S, et al. J Hepatol, 2018, 68:1063–1075.

[15] Health and Human Services and United States Department of Agriculture. 2020 dietary guidelines for Americans.

[16] Silverstein J, Klingensmith G, Copeland K, et al. Care of children and adolescents with type 1 diabetes: a statement of the American Diabetes Association. Diabetes Care, 2005, 28:186–212.

[17] Maahs DM, Wadwa RP, Bishop F, et al. Dyslipidemia in youth with diabetes: to treat or not to treat. J Pediatr, 2008, 153:458–465.

[18] Paterson M, Bell KJ, O'Connell SM, et al. The role of dietary protein and fat in glycaemic control in type 1 diabetes: implications for intensive diabetes management. Curr Diab Rep, 2015, 15:61.

[19] Seckold R, Fisher E, de Bock M, et al. The ups and downs of low-carbohydrate diets in the management of type 1 diabetes: a review of clinical outcomes. Diabetes Med, 2019, 36:326–334.

拓展阅读

Franz MJ, Boucher JL, Evert AB. Evidenced based nutrition therapy recommendations are effective: the key is individualization. Diabetes Metab Syndr Obes, 2014, 7:65–72.

Gökşen D, et al. Effects of carbohydrate counting method on metabolic control in children with type 1 diabetes. J Clin Res Pediatr Endocrinol, 2014, 6:74–78.

Reynolds A, Mann J, Cummings J, et al. Carbohydrate quality and human health: a series of systematic reviews and meta-analysis. Lancet, 2019, 393:434–445.

Patton S. Adherence to diet in youth with type 1 diabetes. J Am Diet Assoc, 2011, 111:550–555.

Laximinarayan S, Reifman J, Edwards S, et al. Bolus estimation-rethinking the effect of meal fat content. Diabetes Technol Ther, 2015, 17:860–866.

Lennerz B, Barton A, Bernstein R, et al. Management of Type 1 diabetes with a very low carbohydrate diet. Pediatrics, 2018, 141:e20173349.

Franz MJ, Bantle JP, Beebe CA, et al. Evidenced based nutrition prinicples and recommendations for the treatment and prevention of diabetes and related complications. Diabetes Care, 2002, 25:148–198.

Sima P, Vannucci L, Vetvicka V. B-Glucans and cholesterol（review）. Int J Mol Med, 2018, 41:1799–1808.

Erbe JK. Low glycemic index diets for the management of diabetes. Am Fam Physician, 2009, 80:941–942.

American Diabetes Association. Children and adolescents: standards of medical care in diabetes. Diabetes Care, 2020, 43（Suppl 1）: S163–182.

Pańkowska E, Błazik M, Groele L. Does the fat-protein meal increase postprandial glucose level in type 1 diabetes patients on insulin pump: the conclusion of a randomized study. Diabetes Technol Ther, 2012, 14:16–22.

Bell KJ, Gray R, Munns D, et al. Estimating insulin demand for proteincontaining foods using the food insulin index. Eur J Clin Nutr, 2014, 68:1055–1059. https://doi.org/10.1038/ejcn.2014.126.

Bell KJ, Fio CZ, Twigg S, et al. Amount and type of dietary fat, post prandial glycemia and insulin requirements in type 1 diabetes: a randomized within subject trial. Diabetes Care, 2020, 43:59–66.

糖尿病急性并发症　　第 10 章

Ishani Choksi, Shana Mencher, Anisha Patel

目前，1 型糖尿病（T1D）的研究热点是慢性并发症，尤其是针对患有 T1D 的青少年患者，因为其糖化血红蛋白（HbA1c）水平显著升高（图 10.1）。然而，若不能及时识别急性并发症并进行适当的管理，也可能致死。实际上，糖尿病酮症酸中毒（DKA）、高血糖高渗状态（HHS）和严重低血糖仍是常见的威胁青少年健康的急性 T1D 并发症[1]。

酮症酸中毒（DKA）

DKA 的流行病学及危险因素

据报道，DKA 是 T1D 患儿发病和死亡的主要原因。许多研究已经明确了儿童 DKA 的发病率及危险因素[2]。多个国家对儿童新诊断的 T1D 研究数据显示，15%~70% 的患儿以 DKA 起病[3-5]。2002—2010 年，美国研究报告显示 0~19 岁的青少年在

I. Choksi (✉) · S. Mencher · A. Patel
Yale-New Haven Children's Hospital, Department of Pediatrics,
Yale School of Medicine, New Haven, CT, USA
e-mail: ishani.choksi@yale.edu; shana.mencher@yale.edu

© Springer Nature Switzerland AG 2021
W. V. Tamborlane (ed.), *Diabetes in Children and Adolescents*, Contemporary Endocrinology,
https://doi.org/10.1007/978-3-030-64133-7_1

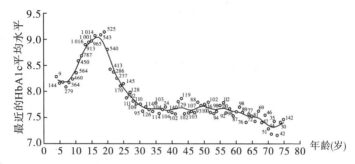

图 10.1 T1D 交换登记表中按参与者年龄划分的糖化血红蛋白（HbA1c）水平 [1]（按每个项目呈现）

诊断 T1D 时 DKA 相对稳定的患病率高达 30%[4]。

诊断时有 DKA 表现的危险因素包括年龄较小（＜5 岁）、一级亲属中无 T1D 患者及社会经济地位低 [4]。已确诊 T1D 的年轻患者中，DKA 也是一个被普遍关注的问题。据报道，青少年 T1D 患者 DKA 的年发生率是 1%~10%[5-6]。已确诊 T1D 的儿童 DKA 的危险因素包括女性、少数民族、青春期、HbA1c 水平＞9.0%、家庭收入较低、无私人医疗保险、DKA 既往史、家庭条件困难及精神异常 [1, 5, 7-8]。在美国，使用胰岛素泵治疗 T1D 的患者，其 DKA 发病率比每日多次注射的患者低，但泵注射失败通常是 DKA 的一个危险因素 [1,5,7]。不论是有意（如社会心理原因）或是无意（如泵输注部位故障、有限的医疗条件）遗漏胰岛素的治疗，都是已确诊 T1D 患者发生 DKA 的原因 [3]。父母未能识别 DKA 的早期迹象和症状，是另一个可预防的儿童严重 DKA 住院治疗的因素。

DKA 的临床表现和病理生理学

DKA 的临床表现因严重程度而异，症状可能表现为恶心、呕吐、腹痛、脱水、心动过速、呼吸过速、Kussmaul 呼吸、视物模糊及意识状态改变等 [9]。DKA 是由于胰岛素缺乏引起的分解代谢过程，并可引起胰高血糖素、儿茶酚胺、皮质醇和生长激素的升高。胰岛素缺乏，拮抗激素水平的增加，通过促进糖原分解和糖异生导致葡萄糖生成增加、利用减少，并通过脂肪分解增加酮的生成 [3]。高血糖导致糖尿，最终引起脱水，脱水引起明显容量不足和灌注不良时可导致乳酸酸中毒和肾功能受损 [3]。多尿、多饮和多食症状中，多食是最不可能出现的症状，因为酮症会抑制食欲。

DKA 的分类

DKA 的管理很大程度上取决于临床表现的严重性，可分为轻度、中度和重度。在没有应用钠 – 葡萄糖协同转运蛋白（SGLT）抑制剂的情况下，DKA 的诊断标准包括：高血糖（血糖 > 11.1 mmol/L）、代谢性酸中毒（静脉 pH < 7.3 或血清碳酸氢盐 < 15 mmol/L）及酮症（血 β – 羟基丁酸盐 ≥ 3 mmol/L 或大量酮尿）。DKA 的严重程度划分取决于酸中毒的程度 [9]：

- 轻度：静脉血 PH < 7.3 或血清碳酸氢钠 < 15 mmol/L。
- 中度：静脉血 PH < 7.2，血清碳酸氢钠 < 10 mmol/L。
- 重度：静脉血 PH < 7.1，血清碳酸氢钠 < 5 mmol/L。

DKA 的管理

所有疑似 DKA 的患者都应立即评估生命体征和意识状态，并测量体重。如果临床征象提示 DKA，应立即完善生化检查，包括血酮、血糖、电解质和酸中毒相关检查。一旦根据生化结果和临床症状确诊 DKA，应根据脱水程度尽快给患者补液以恢复血容量。脱水的评估包括毛细血管充盈时间、皮肤弹性、黏膜、脉搏、有无眼泪及四肢是否冰凉 [5]。通常情况下，中度 DKA 失水量占体重的 5%~7%；重度 DKA 失水量占体重的 7%~10%；

轻度DKA失水量较小，如果患者能饮水，可口服补充液体并皮下注射胰岛素治疗[9]。

如果患者脱水较明显且DKA较重，应立即进行静脉补液，甚至要先于胰岛素的起始治疗。应先给予患者10 mL/kg的生理盐水静注，持续1 h左右，如果患者持续呈灌注不良或休克状态，可重复给予。此后，应持续给予0.45%~0.9%的氯化钠、氯化钾或磷酸钾、醋酸钾进行补液，目的是在24~48 h内补充液体不足[9]。既往研究表明，DKA儿童中枢神经系统功能障碍预后与静脉输液速率和液体中氯化钠的浓度无关[10]。

补液1 h后，以0.05~0.1 U/（kg·h）的速度静脉滴注胰岛素。使血糖以每小时50~75 mg/dL（2.8~4.2 mmol/L）的速度逐渐下降[5,9]。静脉补液使肾血流量增加，故血糖可能会迅速下降。一旦血糖水平低于300 mg/dL（16.7 mmol/L）或下降速度超过每小时90 mg/dL（5 mmol/L），应在静脉输液中加入5%~12.5%的葡萄糖。

DKA常引起明显的电解质紊乱，且在整个治疗过程中不断变化。因此，电解质不仅要在初诊时检查，在治疗过程中也要进行检测，液体的重新分布和高血糖的纠正，将影响血清钠离子、钾离子和磷酸盐的水平。血清钠水平随DKA的变化而变化，由于高血糖的潜在稀释作用，血清钠水平往往较低。因此，根据高血糖水平校正钠的浓度十分重要，如下所示[3]：

矫正钠 = 测量钠 + 2 × [（血糖 mg/dL - 100）/100]

或者矫正钠 = 测量钠 + 2 × [（血糖 mmol/L - 5.6）/5.6]

虽然DKA时患者的血清钾水平常常是升高的，但因细胞内向细胞外的转移，细胞内通常缺钾，这一现象还可因呕吐、渗透性利尿和继发性醛固酮增多症引起尿钾排泄而加剧[9]。为避免低钾血症或高钾血症引起的心律失常，应密切监测血钾水平并及时纠正。通常，在静脉输液中加入20~40 mEq/L的磷酸钾与氯化钾或醋酸钾混合液。补钾时机取决于起始治疗的血钾水平：治疗前血钾低于正常，在开始补液时即可补钾（胰岛素治疗前）；治疗前血钾高于正常，则暂缓补钾，直到血钾恢复至正常水平且尿量增多时开始补钾。若患者就诊时血钾正常，除非有肾衰竭的迹象，否则均应补钾。DKA 患者心电图的监测也很重要，尤其是血钾异常时。低钾血症的心电图表现包括 T 波低平和倒置、ST 段压低和 PR 间期延长，而高钾血症则导致 QT 间期缩短和 T 波高尖[9]。

DKA 时，由于渗透性利尿导致磷酸盐流失，且细胞内磷酸盐不断消耗，血清磷酸盐水平降低。随着胰岛素治疗的开始，磷酸盐进入细胞，加剧血清磷酸盐的缺乏[9]。严重低磷血症引起的不良反应是罕见的，可以通过静脉输注磷酸钾预防[9]。DKA 治疗期间的其他电解质异常包括低钙血症（尤其是补充磷酸盐时）和低镁血症，应定期监测[3]。

DKA 的代谢性酸中毒主要是由于酮体引起的阴离子间隙改变所致。经充分补液和胰岛素治疗，酸中毒会慢慢得到纠正。胰岛素的作用是阻止酮体生成、促进酮体代谢，进而生成碳酸氢钠[9]。静脉补液有助于组织灌注和肾功能的恢复，促进有机酸的排泄[9]。多项研究表明，使用碳酸氢钠纠正酸中毒没有临床益处，快速纠正酸中毒可能会导致包括脑脊液反常性酸中毒和低钾血症等显著不良反应[3,5]。碳酸氢钠治疗仅适用于严重的、危及生命的高钾血症、严重酸中毒（静脉 pH < 6.9）及心肌收缩力受损[9]。

DKA 治疗的最终目标是纠正脱水和酸中毒，抑制酮体生成，降低血糖[9]。在整个治疗过程中，对患者进行临床症状和生化指标的监测是至关重要的。应每小时评估患者的末梢血糖、生命体征及神经系统表现，使用格拉斯哥昏迷量表判断脑水肿的症状和体征，以及液体出入量。进一步的实验室检查包括每

2~4 h 一次的血气分析及电解质、血糖、血尿素氮、血清 β－羟基丁酸、肌酐、钙离子、镁离子、磷酸盐和红细胞比容，若临床表现严重，监测可更频繁 [9]。值得注意的是，在 DKA 治疗过程中常出现高氯血症性代谢性酸中毒，这是由于静脉液体中有大量的氯离子，而肾脏中酮的排泄优先于氯离子 [9]。高氯血症代谢性酸中毒可因明显的阴离子间隙增大而误导临床判断，测定酮体可以帮助明确持续酸中毒的原因。这通常是医源性的，通过调整静脉补液可自行缓解。一旦纠正了 DKA，患者可耐受口服补液，就可以开始皮下注射胰岛素治疗 [9]。

密切监测 DKA 患者可降低与此相关的发病率和死亡率。幸运的是，DKA 造成的儿童死亡率很低，据报道在 0.15%~0.30%。近几年死亡率有下降趋势，这可能是由于人们对 DKA 症状认识的加深，使患者能获得早期诊断、早期治疗，也与人们对糖尿病和 DKA 管理知识的增加、治疗和护理整体水平提高有关。尽管死亡率较低，但 DKA 仍是 15 岁以下 T1D 儿童的主要死亡原因，这与父母和急诊科医生对新发糖尿病的延误识别，以及未能识别已确诊糖尿病患者的早期代谢紊乱有关。研究还表明，复发性 DKA 和长期血糖控制不良是患者死亡最大的危险因素 [9]。另有研究显示，DKA 对 T1D 幼儿的大脑发育存在不良影响 [11]。

脑水肿

DKA 患者的脑水肿发生率为 0.5%~0.9%，死亡率为 21%~24%，脑水肿是导致死亡的主要原因，占 DKA 所致死亡的 60%~90%。DKA 患者脑损伤发病率亦较高。10%~25% 的脑水肿患者会遗留后遗症，主要表现为记忆问题 [9]。

格拉斯哥昏迷评分（GCS）＜ 14 的 DKA 患儿中约 4%~15%

可出现精神状态的改变。精神状态改变的儿童的神经影像学检查通常显示有脑水肿，但其严重程度各不相同，也可能是亚临床的。对脑水肿原因的解释也有不同的说法。过去人们认为是快速补液引起的血清渗透压波动所致。但是，最近研究认为与DKA相关的脱水及脑灌注不足会引起脑损伤，治疗可能会加剧这种损伤。这一理论的支持证据基于脑水肿严重程度与渗透压的初始状态和变化无关，而是与过度换气和脱水的程度有关。有证据表明因脑水肿死亡的患者，其血脑屏障有明显病变，这似乎不支持脑水肿由血清渗透压下降引起的观点[9]。

脑水肿的危险因素包括新发 T1D、年龄较小（＜ 5 岁）及症状持续时间较长，这些均与就诊时 DKA 较重相关。与脑水肿风险增加相关的实验室异常指标包括严重的酸中毒、血清尿素氮升高，以及在纠正酸中毒后出现较严重的低碳酸血症。在治疗方面，接受碳酸氢钠的患者，最初 4 h 内给予较多液体的患者，在液体治疗后的第 1 h 内给予胰岛素治疗的患者，脑水肿的风险增高。此外，在治疗早期血浆渗透压显著降低，且治疗期间血清钠显著升高或血糖校正钠早期下降，应考虑脑水肿[9]。

脑水肿患者常常有头痛，通常在治疗起始不久出现，并且可能逐渐加重。脑水肿也可能表现为精神状态的改变，包括意识模糊、难以唤醒、大小便失禁或行为改变。检查可发现视盘水肿或脑神经麻痹。库欣三联征通常在晚期出现，其特征是在颅内压升高的情况下出现高血压、心动过缓和呼吸抑制。脑水肿也可能与低氧血症有关。脑疝可引起垂体血流障碍，导致尿崩症伴多尿和高钠血症[9]。

脑水肿的治疗

一旦考虑脑水肿，应立即开始治疗，包括调整液体以保持正常张力并避免液体过量。将床头抬高 30° 可降低颅内压。在 10~15 min 内静脉给予甘露醇 0.5~1 g/kg，通常在 15 min 后起效并持续约 2 h。若症状无改善，30 min 后可重复给予。除甘露醇外，可在甘露醇 15~30 min 后，以 10~15 min 内 2.5~5 mL/kg 的剂量给予 3% 的高渗生理盐水，或作为甘露醇的替代品。在美国，高渗盐水更受欢迎。若存在局灶性神经功能障碍或脑病，应进行神经影像学检查以确定是否有需要干预的出血或血栓。但是，脑水肿的治疗不能因为等待影像学检查结果而推迟 [9]。

此外，新发 T1D 患者通常会出现严重的认知障碍，尤其是 DKA 患者。最近的一项研究观察了 DKA 的严重程度对 4~10 岁幼儿大脑发育的影响，发现与没有或轻度 DKA 的儿童相比，中重度 DKA 儿童的智商测试得分较低。此外，在第 1 次和重复神经影像学检查（第 1 次扫描后 18 个月）时，中重度 DKA 儿童总体及区域灰质体积和白质体积的增长模式均有所增加 [11]。

DKA 的其他并发症

由于 DKA 处于血栓前状态，深静脉血栓形成的风险增加，尤其是存在深静脉置管的 DKA 患者。约 40% 的 DKA 患儿出现胰酶轻度升高，但这并不意味着急性胰腺炎。如果怀疑是急性胰腺炎，应进行影像学检查。少见的发病和死亡原因包括电解质紊乱、中枢神经系统并发症，如血栓或出血、鼻脑或肺毛霉菌病、横纹肌溶解症、缺血性肠坏死、急性肾损伤，甚至肾衰竭 [2]。

高血糖高渗状态（HHS）

HHS 是一种伴有高血糖、高血浆渗透压的严重脱水状态，通常不伴有 DKA，但 HHS 可与 DKA 同时存在。在有高血糖危象的成人中，每一种情况中，约有 1/3 的患者死亡率都有所增加[12]。自 20 世纪 60 年代以来，随着肥胖和 2 型糖尿病（T2D）发病率的升高，HHS 在儿童和青少年中的发病率也有所增加[13]。在儿童，HHS 常发生于新诊断糖尿病的患者；而在成人，多发生于已确诊糖尿病的患者。据报道，儿童死亡率为 10%~37%[13-14]。

HHS 最常见于 T2D 控制不佳的成人，儿童的流行病学数据有限。现有证据表明，非裔美国青少年和新发糖尿病患者更容易发生 HHS[12,14]。此外，T1D 患者和新生儿糖尿病患儿也可能发生 HHS。发生 HHS 的患者经常有 T2D 和黑棘皮病家族史。此外，大约 20% 的患者之前有认知功能受限或精神疾病的病史[12]。因此，HHS 的危险因素包括肥胖、T2D 和未规律治疗的精神病儿童[15]。

由于缺乏腹痛、呕吐、换气过度、多尿和烦渴等症状，HHS 可能会呈现无症状，而相关的代谢紊乱可能在严重脱水时才被发现[9]。儿童可在无明显诱因的情况下出现更严重的脱水。此外，据报道，DKA 合并 HHS 的患者死亡率高于只患有 DKA 或 HHS 的患者[12]。事实上，耶鲁大学第一次糖尿病治疗期间死亡的唯一一例新诊断糖尿病患者被确定患有 DKA 合并 HHS，而不是单发 DKA。该患者最终死亡的原因，是高血糖导致的严重脱水和电解质紊乱未能被及时纠正。

HHS 的病理生理

DKA 和 HHS 的发生与胰岛素缺乏 / 抵抗及胰高血糖素增高有关，其他因素包括儿茶酚胺、生长激素和皮质醇的分泌，这些物质也能引起血糖和酮的增高[16]。DKA 时，胰岛素缺乏更明显，但 HHS 时少量胰岛素的存在有助于减少脂肪的分解和酮的生成，但不能改善高血糖状态。HHS 严重的高血糖导致血浆渗透压升高，由于高血糖使大量尿液及电解质流失，血浆渗透压增加更迅速。HHS 严重脱水还伴有电解质紊乱，包括低钾血症、低磷血症、低镁血症和低钙血症，这些都增加了 HHS 的发病率和死亡率[16]。

HHS 的诊断标准包括：血糖 > 600 mg/dL（33.3 mmol/L）；静脉 pH > 7.25，动脉 pH > 7.30；血清碳酸氢盐 > 15 mmol/L；尿酮体弱阳性，无或轻度酮血症；有效血浆渗透压 > 320 mOsm/kg；意识的改变（如昏迷、烦躁）或抽搐等[9]。

HHS 的管理

儿童和青少年 HHS 的管理均基于成人的经验。治疗的重点在于纠正脱水和维持血钠水平，以降低渗透压。最初应给予 > 20 mL/kg 的等渗盐水快速输注，并在 24~48 h 内纠正脱水。与 DKA 一样，如果血糖浓度迅速下降 [即 > 90 mg/dL 或 > 5 mmol/（L·h）]，则应考虑添加 2.5%~5% 的含糖液。在循环容量不足的情况下，随着尿液的丢失，需要补充含钠液。HHS 患者也可出现严重的低钾血症，早期和快速的胰岛素治疗可加重该症状。钾的快速转移与心律失常相关，因此，血钾水平正常者即可开始钾的补充治疗。血容量恢复、血糖和渗透压下降通常仅在液体复苏时发生，此时胰岛素使用应推后，直到补液治疗血糖不再下降时启用，剂量为常规胰岛素 0.025~0.05 U/（kg·h）。如果出现严重的酮症酸中毒，应尽早开始胰岛素治疗，但不建议给予负荷量的胰岛素 [国际儿童和青少年糖尿病协会（ISPAD）指南][9]。

HHS 的并发症

虽然 HHS 一直是延迟补液导致的器官衰竭的危险因素[13]，

但其他矿物质缺乏也很常见，包括磷酸盐和镁离子。碳酸氢盐的治疗是禁忌的。磷酸盐和镁离子都会直接影响钙离子水平，治疗时应积极纠正。与 HHS 相关的另一个并发症是静脉血栓形成的风险增加，尤其是有中心静脉置管的患者。儿童需要中心静脉置管或置管时间超过 24~48 h 的患者，应给予肝素治疗。横纹肌溶解症是另一种并发症，与急性肾衰竭、矿物质异常和血糖极度升高有关。精神状态的改变较常见，但通常与脑水肿无关。恶性高热在 HHS 患儿中很少见，但与高死亡率相关 [9]。

低血糖

严重低血糖和 DKA 是 T1D 最常见的两种急性并发症 [1]。低血糖在很大程度上是一种医源性并发症，它是个体维持最佳血糖水平的重要制约因素。一个重要的例子，是糖尿病控制与并发症试验（DCCT）中控制良好的参与者发生严重低血糖事件的频率急剧增加 [17]。最近的几项研究表明，糖尿病治疗技术的进步增加了 T1D 青少年患者接近正常血糖水平的频率，但并未增加低血糖的频率。然而，传感器增强型胰岛素泵疗法和持续血糖监测仪（CGM）等技术的进步并没有消除严重低血糖事件的风险。事实上，低血糖仍是一种潜在的致命并发症，我们需要了解其潜在的病理生理学，以便进一步深入了解危险因素并制定预防措施。

糖尿病低血糖的定义和分类

有临床重要性的低血糖的定义是指血糖降低并有认知障碍的事件，其治疗需要他人协助 [18]。生化定义是血糖 < 3.0 mmol/L。然而，T1D 控制不佳的患者出现低血糖症状的血糖阈值较高，而 T1D 控制良好和（或）近期或复发性低血糖事件的患者可

能会在较低的血糖浓度下出现低血糖症状[19]。随着连续血糖监测可用性的提高，共识会议已确定最佳血糖值的目标范围为70~180 mg/dL（3.9~10.0 mmol/L），< 54 mg/dL 或 < 3.0 mmol/L 为诊断低血糖的标准。

低血糖的流行病学

低血糖的准确发生率很难确定，因为轻度低血糖，尤其是无症状的低血糖，在 T1D 人群中非常常见，但通常未被发现或被忽视了[20]。此外，在开发 CGM 之前，关于夜间低血糖和高血糖的数据非常有限。最近发现夜晚是最糟糕的时间段，因为血糖控制从一个夜晚到另一个夜晚之间有很大的变异性，血糖波动较大。阿尔伯特·爱因斯坦（Albert Einstein）将疯狂定义为"一次又一次地做同样的事情，却总是期望得到不同的结果"，而我们在 T1D 中将疯狂定义为"一次又一次地给予相同的夜间基础胰岛素剂量，但总是得到不同的结果"。最近的前瞻性和回顾性观察研究评估了 T1D 患儿严重低血糖的发生率。这些研究表明，严重低血糖事件的发生率显著降低，低 HbA1c 不再与严重低血糖相关[21]。然而，T1D 注册数据表明，严重低血糖事件仍然是 T1D 青少年的一个问题[1]。数据表明，严重低血糖在低年龄组更为常见，2~6 岁年龄组中有 9.6% 的患者出现严重低血糖症，而 18~26 岁年龄组有 6.9%[8]。

低血糖的危险因素

T1D 低血糖的危险因素基本源于相对和（或）绝对胰岛素过多，并因血糖水平下降的生理反应受损而加剧[5]。胰岛素绝对过量发生于胰岛素剂量不合适、类型不正确或胰岛素清除率降低等情况下，如肾衰竭[5]。相对胰岛素过量是由于外源性葡萄糖进入体内减少（如夜间禁食、食物摄入量减少）、葡萄糖利用增加（运动）、内源性葡萄糖生成减少（酒精摄入）及胰岛素敏感性增加[20]。当低血糖反复发作时，一定要注意有无其他潜在的病情，如甲状腺功能减退、乳糜泻、艾迪生病（Addison），以及潜在的心理压力等[20]。

低血糖相关自主神经功能衰竭（HAAF）

T1D 患者反复发作的低血糖事件通常与低血糖意识受损有关，也称为低血糖相关自主神经功能衰竭（HAAF）。HAAF 的其他危险因素包括近期的低血糖、事先运动和睡眠[22]。在非糖尿病个体中，血糖浓度下降的时间生理反应如下：①胰岛素减少；②胰高血糖素增加；③肾上腺素增加[5]。T1D 患者的内源性胰岛素分泌在很大程度上是不存在的，而对胰岛素诱发的低血糖的胰高血糖素反应通常在糖尿病早期就消失了[20]。因此，交感 – 肾上腺反应仍然是青少年 T1D 患者预防低血糖的唯一途径，但反复低血糖发作会导致交感 – 肾上腺反应延迟和（或）减弱，将使严重低血糖的风险增加 25 倍[5]。研究还表明，患有和不患有 T1D 的儿童在夜间睡眠时，低血糖的交感 – 肾上腺反应均受损[23]。

低血糖的治疗

摄入 15 g 碳水化合物可迅速缓解低血糖，通常用葡萄糖片或果汁，患者约 15 min 内即好转，这被称为"15 法则"，如果低血糖在 15 min 后持续存在，则应再次摄入 15 g 碳水化合物。在血糖 > 70 mg/dL（> 3.9 mmol/L）后，用零食或膳食进行后续治疗，单独使用碳水化合物治疗会导致血糖短暂升高，其效果在 2 h 内消失[20]。严重低血糖伴有认知障碍不能自理或儿童拒绝口服时，用葡萄糖凝胶或糖霜涂抹口腔黏膜，甚至舌下含服，也会迅速被吸收。

最近批准的鼻内胰高血糖素粉剂和注射用预混胰高血糖素非常有效[23]。这两种新的胰高血糖素制剂可以取代以前在溶液中不稳定且注射前需要多个步骤的注射制剂。严重低血糖的住院患者可给予静脉注射 10% 或 20% 的葡萄糖，总量为 200~500 mg/kg。对看护者的教育同样重要，在严重低血糖发作后，患儿有再发风险，尤其是在随后的 24 h 内。可改变胰岛素治疗模式，并将每日胰岛素总剂量至少减少 10%~20%[20]。

低血糖并发症

在儿科，低血糖的急性并发症包括意识状态改变、癫痫发作，甚至死亡（如睡眠中死亡综合征）。在患有糖尿病的儿童中，高血糖和低血糖都会导致认知功能的短暂下降，但低血糖一般不引起长期认知功能障碍。事实上，儿童糖尿病研究网（DirecNet）已经报道，慢性高血糖导致的低龄儿童大脑生长和发育受损比低血糖更明显[11]。

看护者和儿童最担心的是夜间低血糖的发生。虽然我们的研究中没有患者因夜间低血糖而死亡，但对低血糖的担心显著影响了儿童和看护者的心理，导致血糖控制较差，因为他们更容易接受较高的血糖水平，尤其是在夜间。事实上，低龄T1D患儿的父母一般只用CGM设备作为预防低血糖的手段，而不是改善整体血糖控制。对低血糖的恐惧心理引起的其他负面影响包括生活质量下降和增加父母管理孩子糖尿病的负担[20]。对低龄 T1D 患儿使用具有"共享"功能的连续血糖监测设备越来越受家长的欢迎，因为他们可以远程监测孩子的血糖水平。

低血糖的预防

即使对糖尿病进行最细致的控制，也无法杜绝低血糖的发生，但使用新技术、对预测此类事件的充分教育（例如，下午剧烈运动会导致当天晚上夜间低血糖）及有效的低血糖治疗方案，可以显著降低低血糖的发生率和严重程度。教育应侧重于认识其他危险因素，如经口摄入量减少、胰岛素方案改变及患者到青壮年后的酒精摄入。对于 T1D 患者来说，重要的是要随时携带葡萄糖源食物，同时佩戴医疗警示标志，方便严重低血糖昏迷时被快速识别。青少年时期的教育应注重酒精对血糖的影响，以及驾驶前血糖检测的重要性，避免因低血糖导致交通事故。需要注意的是，低龄儿童无法表述低血糖的症状，故看护者必须认识到任何行为的变化都有可能是低血糖引起的 [20]。最近美国食品药品监督管理局（FDA）批准了一个混合闭环系统，该系统可以根据传感器血糖水平的实时变化自动调整胰岛素泵的餐间和夜间输注速率，这是预防和减少低血糖的一个重要举措。如上所述，配备具有远程监控功能的独立 CGM 非常受低龄患儿家长的欢迎 [20]。

糖尿病治疗的最终目标是将血糖控制在最佳水平的同时，降低低血糖的风险。因此，必须根据危险因素和严重低血糖病史，对 HbA1c 和血糖目标进行个体化定制。最近，人们的注意力集中在增加目标范围内时间和减少低血糖，尤其是引起意识障碍的严重低血糖。这些可以通过适当的教育和利用更多的新技术来实现。

参考文献

[1] Miller KM, Foster NC, Beck RW, et al; T1D Exchange Clinic Network. Current state of type 1 diabetes treatment in the U.S.: updated data from the

T1D Exchange clinic registry. Diabetes Care, 2015, 38:971–978.

[2] Glaser N. Treatment and complications of diabetic ketoacidosis in children and adolescents（2019–01–18）[2020–03–17].

[3] Wolfsdorf J, Glaser N, Sperling MA. American Diabetes Association. Diabetic ketoacidosis in infants, children, and adolescents: a consensus statement from the American Diabetes Association. Diabetes Care, 2006, 29:1150–1159.

[4] Dabelea D, Rewers A, Stafford JM, et al. SEARCH for Diabetes in Youth Study Group. Trends in the prevalence of ketoacidosis at diabetes diagnosis: the SEARCH for Diabetes in Youth Study. Pediatrics, 2014, 133:e938–945.

[5] Schlomo M, Koenig R, Rosent C, et al. Williams textbook of endocrinology. 14th ed. Philadelphia: Elsevier, Inc., 2020.

[6] Rewers A, Chase HP, Mackenzie T, et al. Predictors of acute complications in children with type 1diabetes. JAMA, 2002, 287（19）:2511–2518.

[7] Maahs DM, Hermann JM, Holman N, et al. Rates of diabetic ketoacidosis: international comparison with 49,859 pediatric patients with type 1 diabetes from England, Wales, the U.S., Austria, and Germany. Diabetes Care, 2015, 38（10）:1876–1882.

[8] Cengiz E, Xing D, Wong JC, etal. Severe hypoglycemia and diabetic ketoacidosis among youth with type 1 diabetes in the T1D exchange clinic registry. Pediatr Diabetes, 2013, 14（6）:447–454.

[9] Wolfsdorf JI, Glaser N, Agus M, et al. ISPAD clinical practice consensus guidelines 2018: diabetic ketoacidosis and the hyperglycemic hyperosmolar state. PediatrDiabetes, 2018, 19:155–177.

[10] Kuppermann N, Ghetti S, Schunk JE, et al; for the PECARN DKA FLUID Study Group. Clinical trial of fuid infusion rates for pediatric diabaetic ketoacidosis. NEJM, 2018, 378（24）:2275–2287.

[11] Aye T, Mazaika PK, Mauras N, et al; for the Diabetes Research in Children Network（DirecNet）Study Group. Impact of early diabetic ketoacidosis on the developing brain. Diabetes Care, 2018.

[12] Pasquel FJ, Tsegka K, Wang H, et al. Clinical outcomes in patients with isolated or combined diabetic ketoacidosis and hyperosmolar hyperglycemic state: a retrospective, hospital-based cohort study. Diabetes Care, 2020, 43（2）:349–357.

[13] Rosenbloom AL. Hyperglycemic hyperosmolar state: an emerging pediatric problem. J Pediatr, 2010, 156（2）:180.

[14] Canarie MF, Bogue CW, Banasiak KJ, et al. Decompensated hyperglycemic hyperosmolarity without signifcant ketoacidosis in the adolescent and young adult population. J Pediatr Endocrinol Metab, 2007, 20：1115–

1124.

[15] Kharode I, Coppedge E, Antal Z. Care of children and adolescents with diabetes mellitus and hyperglycemia in the inpatient setting. Curr Diab Rep, 2019, 19:85.

[16] Hirsch IB, Emmett M. Diabetic ketoacidosis and hyperosmolar hyperglycemic state in adults: Epidemiology and pathogenesis. Up to date Mar 2020, Topic 1794 Version 15.0.

[17] Hypoglycemia in the diabetes control and complications trial. The diabetes control and complications trial research group. Diabetes, 1997, 46（2）:271–286.

[18] Defning and reporting hypoglycemia in diabetes. American Diabetes Association workgroup on hypoglycemia. Diabetes Care, 2005, 28（5）:1245–1249.

[19] Seaquist ER, Anderson J, Childs B, et al. Hypoglycemia and diabetes: a report of a workgroup of the American Diabetes Association and the Endocrine Society. J Clin Endocrinol Metab, 2013, 98（5）:1845–1859.

[20] Abraham MB, Jones TW, Naranjo D, et al. ISPAD clinical practice consensus guidelines 2018: assessment and management of hypoglycemia in children and adolescents with diabetes. Pediatr Diabetes, 2018, 27:178–192.

[21] Cherubini V, Rabbone I, Lombardo F, et al. Incidence of severe hypoglycemia and possible associated factors in pediatric patients with type 1 diabetes in real-life, post-Diabetes Control and Complications Trial setting: a systematic review. Pediatr Diabetes, 2019, 20（6）:678–692.

[22] Jones TW, Porter P, David EA, et al. Suppressed epinephrine responses during sleep: a contributing factor to the risk of nocturnal hypoglycemia in insulin-dependent diabetes. N Engl J Med, 1998, 338:1657–1662.

[23] Sherr JL, Ruedy KJ, Forster N, et al. Glucagon nasal powder: a promising alternative to intramuscular glucagon in youth with type 1 diabetes. Diabetes Care, 2016, 39:555–562.

患者的日常管理

第 11 章

Shana Mencher, Ishani Choksi, Anisha Patel

挑 战

1 型糖尿病（T1D）交换登记处的数据显示，糖尿病酮症酸中毒（DKA）仍然严重威胁着青少年 T1D 患者的健康，尤其是长期糖尿病控制不佳者[1]。T1D 患者家长必须记住 DKA 的主要症状，如恶心、呕吐、腹痛等。家长必须清楚，需要密切监测血糖、血 β–羟基丁酸盐和尿酮水平升高的情况，这些指标有助于早期发现 DKA。最重要的是，家长需要认识到，DKA 可以在出现或不出现其他急性疾病（如病毒或细菌感染）的情况下发生。不幸的是，父母往往会忽视 DKA 的危险性，致使患儿因酸中毒和脱水而住进重症监护病房（ICU），这本是大多数患者可以避免的。

患者的日常管理

对于复发性 DKA，需明确导致复发的原因才能避免再次发

S. Mencher (✉) · I. Choksi · A. Patel
Yale-New Haven Children's Hospital, Department of Pediatrics,
Yale School of Medicine, New Haven, CT, USA
e-mail: shana.mencher@yale.edu; shani.choksi@yale.edu;
anisha.patel@yale.edu

© Springer Nature Switzerland AG 2021
W. V. Tamborlane (ed.), *Diabetes in Children and Adolescents*, Contemporary Endocrinology,
https://doi.org/10.1007/978-3-030-64133-7_11

生，而最常见的原因是胰岛素漏用（有意或无意）。DKA 事件频发的主要原因是照护者忘记了 DKA 的早期表现，因此，每年向所有家庭进行至少一次 DKA 预防的教育是十分必要的。一名患者的母亲曾被问到 T1D 患儿 5 h 内发生 6 次呕吐时，她为什么不早点打电话。她说："他的妹妹得了流感，我以为他也得了流感。"另一位家长说："我以前从来没有检查过尿酮，我们已经好几年没有做试纸检查了。"DKA 预防应重点关注高危人群，如青春期 T1D 持续时间较长、血糖控制较差及经济条件差的少数民族家庭 [2]。

胰岛素漏用往往与社会心理因素有关，多学科协作应包括一名社会工作者，并在必要时提供心理健康咨询。也要考虑到，患者可能是想通过故意漏打胰岛素或饮食不规律来减重，尤其是青春期和青壮年 T1D 患者。此外，还要注意有无父母的虐待或对孩子监督不足、患者患有抑郁症等心理疾病或无力支付糖尿病费用等情况，如有以上情况，应在可能的情况下予以改善。研究表明，与父母帮助注射胰岛素相比，无父母帮助的患儿复发性 DKA 的发病率是其 10 倍 [3]。住校学生使用长效基础胰岛素，也可明显改善总体血糖水平。

胰岛素泵治疗患者中 DKA 的发病率较高，这与因没有认识到高血糖状况注射局部通路断阻的表现而未及时更换输注部位或改为注射有关。矛盾的是，T1D 交换登记处报告称，使用胰岛素泵治疗的青少年患 DKA 的频率低于使用胰岛素注射治疗青少年。然而，这种差异可能只是表明使用胰岛素泵的患者父母对 DKA 的危险有了更高的认识 [2]。

需要注意，虽然 β - 羟基丁酸水平中度升高可能与尿中乙酰乙酸水平升高有关，但尿酮试纸只测量尿中乙酰乙酸的浓度。尽管 DKA 的大部分并发症是由明显升高的 β - 羟基丁酸所致，但试纸测不到尿中的 β‑羟基丁酸。研究还表明，血 β‑羟基丁酸与尿酮相比，能更准确地反映代谢紊乱的严重程度，根据测定结果调整治疗能减少患者急诊就诊和住院次数[4]。

感染是 DKA 常见的诱因，这使早期代谢紊乱更难识别，尤其是在长期血糖控制不佳的青少年中，这可能导致患者的胰岛素用量因合并感染而增加。所以一些年轻的 T1D 患者认为在医院比在家更安全，而"忘记"使用胰岛素成了住院治疗的原因之一。当年轻的 T1D 患者被问到为什么会进入儿科重症监护病房（PICU）时，无论是多次注射还是使用泵的患者，最常见的答案都是"我忘了使用胰岛素"。要真正了解青少年漏用胰岛素的频率，最好的方法是询问她/他在过去 1 周漏用的次数。不幸的是，即使有适当的教育和 24 h 的急救服务，T1D 青少年中可预防的 DKA 事件也经常发生。

除了降低发病率和死亡率外，制订预防 DKA 的计划还可有效降低住院医疗费用。据估计，美国每年治疗 DKA 的费用约为 9000 万美元。如果能将 DKA 病例减少 10%，每年可节省近 1000 万美元[2]。虽然 DKA 的发病率和死亡率都很低，但在儿科，几乎 DKA 的每一个不良后果都会导致昂贵且旷日持久的诉讼，这大大增加了这些 DKA 事件的不利经济影响。

T1D 早期预防 DKA 的研究主要集中在提高社区教育和意识上。意大利帕尔马的一所学校开展了一场非常成功的海报宣传活动，该活动还为当地儿科医生提供了测量尿糖和血糖的方法，与当地其他社区相比，该社区 DKA 的发病率显著降低。该研究也存在一些局限性，包括样本量小和干预前 DKA 发病率高等。在澳大利亚，一场类似的海报教育活动也成功了。但是，类似的方法在威尔士和奥地利却没有获益。因此，只有有限的证据表明，广泛的社区教育可以降低新发 T1D 患者 DKA 的发病率。建议教育的内容简洁明了且与疾病相关 [5]。

患者日常管理指南

患者日常管理和 DKA 预防的基本原则是监测血糖和血酮（即 β - 羟基丁酸酯），并与糖尿病医疗团队随时保持联系。具体来说，应至少每 2~4 h 监测一次血糖（和酮），持续血糖监测仪可提供早期代谢失代偿的清晰视图。当出现 DKA 的早期症状时，应鼓励家长联系糖尿病医疗团队，寻求专业的建议。作为一种优先指导方式，我们为 T1D 儿童的父母提供了可视化流程图（图 11.1），以提高父母对 DKA 症状的认识，改善患儿的日常管理。这种简短的教育干预减少了急诊的就诊次数，但是所需帮助的糖尿病急诊电话增多了 [6]。

酮症是由于脂肪酸分解和酮体生成增加所致，是绝对或相对胰岛素减少和拮抗激素升高的征象，后者常见诱因为应激和（或）发热。酮体有 3 类物质：乙酰乙酸（可通过尿试纸测量）、丙酮（患者呼吸常有一种独特的烂苹果味）和 β - 羟基丁酸（通过血液酮试纸测量）。值得注意的是，在酮症酸中毒的发展过程中，β - 羟基丁酸与乙酰乙酸的比值显著增加（即血液中的 β - 羟基丁酸水平远高于尿液中的乙酰乙酸水平）。另一方面，在纠正 DKA 的过程中，β - 羟基丁酸被转化为乙酰乙酸，这也是为什么尿酮需要很长时间才能转阴的原因之一（尿酮试纸仅测量乙酰乙酸的浓度）[4]。

每年都应进行家庭教育，告知家长们患者应持续应用胰岛素，剂量可以减少，但永远不能停止。同样，要不断地提醒家长们，呕吐是酮症的早期症状，应予以警惕。在高血糖、酮水平缺乏或较低的情况下，建议每 2~4 h 额外给予患者胰岛素每日总剂量的 5%~10%。此外，如果使用胰岛素泵，临时基础率可增加

胰岛素泵使用日常管理

早上首次血糖>16.7 mmol/L, 白天2次血糖>16.7 mmol/L(间隔2 h),
或者恶心、呕吐时检查酮体

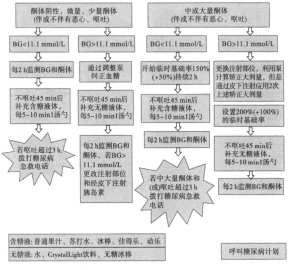

含糖液: 普通果汁、苏打水、冰棒、佳得乐、动乐
无糖液: 水、CrystalLight饮料、无糖冰棒

呼叫糖尿病计划

A. 胰岛素泵

胰岛素注射日程

早上首次血糖>16.7 mmol/L, 白天2次BG>16.7 mmol/L(间隔2 h), 或者恶心、呕吐时检查
酮体, 注意你仍然需要长效胰岛素(甘精胰岛素、地特胰岛素或NPH)

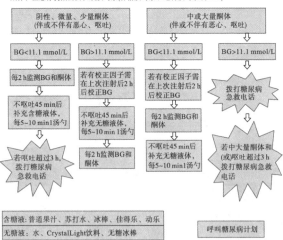

含糖液: 普通果汁、苏打水、冰棒、佳得乐、动乐
无糖液: 水、CrystalLight饮料、无糖冰棒

呼叫糖尿病计划

B. 注射治疗

图 11.1 日常管理。A. 胰岛素泵。B. 注射治疗。BG: 血糖

约 10%~30%。高血糖和中到大量酮体是 DKA 的严重问题，因此，每 2~4 h 应额外给予每日总剂量的 10%~20% 作为胰岛素校正剂量，对于使用胰岛素泵的患者，通常的基础胰岛素输注率可增加约 20%~50%[4]。

酮体在低血糖时也可以升高，胃肠炎或其他原因引起的摄入不足可导致饥饿酮症。此时含糖液体应与胰岛素一起应用，胰岛素剂量必须进行相应的调整。另外，除了疾病本身外，酮症还会加重恶心、呕吐的症状，这种恶性循环增加了发生 DKA 的风险。胃肠炎后，患者可能会持续出现进食困难和吸收不良，因此即使在疾病康复后，也需要密切监测血糖水平[4]。

患者管理的另一个重要组成部分是补充液。患者家中应备有各种补充液，包括含糖液、无糖液及富含电解质的液体。如果患者血糖＞ 11.1 mmol/L，且在过去 30~45 min 内没有呕吐，建议小口饮用无糖饮料，但如果血糖＜ 11.1 mmol/L，则应饮用含糖饮料[4,6]。如果患者在使用胰岛素泵时出现酮症和高血糖，应考虑注射部位是否发生了异常，可能需要改变输注部位。另外，为了确保胰岛素能进入患儿体内，推荐应用注射的方式给予矫正剂量的胰岛素。此外，基础胰岛素输注应根据血糖和血酮水平进行校正，一般可上调或下调 20%~50%[4]。

识别葡萄糖转运蛋白 2（SGLT）抑制剂治疗时的 DKA

在某些情况下，酮体的生成可能很常见，例如，食用低碳水化合物饮食的患者、饮食行为紊乱的患者及服用 SGLT2 或 SGLT1/2 抑制剂的患者。尽管 SGLT 抑制剂尚未被美国食品药品监督管理局（FDA）批准用于儿童、青少年和成人 T1D 的辅助治疗，但它们已被用于成人 T1D 的"超说明书用药"治疗。在最近的一项研究中，我们研究了少数 T1D 成人在关闭胰岛素泵后使用 SGLT2 抑制剂（卡格列净）治疗前后的早期代谢变化[7]。数据表明，在基础胰岛素输注中断后，使用 SGLT2 抑制剂治疗不会增加酮体的生成率。相反，患者未能识别早期代谢失代偿与血糖水平逐渐升高有关（图 11.2）。此外，胰岛素抢救治疗使酮体生成逆转的作用不会因为 SGLT2 抑制剂的使用而产生不利影响[8]。因此，在监测血糖和血 β - 羟基丁酸水平的情况下，推荐使用此类药物。

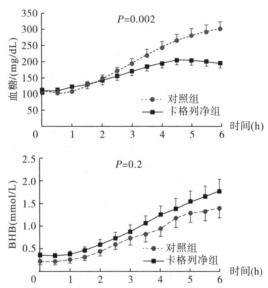

图 11.2　与对照组相比，在 SGLT2 抑制剂（卡格列净）治疗期间，血糖延迟升高，但对 β - 羟基丁酸（BHB）没有影响（摘自 Patel, et al. 经 Mary Ann Liebert, Inc. 允许使用）

参考文献

[1] Cengiz E, Xing D, Wong J, et al. Wolfsdorf JI for the T1D Exchange Clinic Network. Risk of severe hypoglycemia and diabetic ketoacidosis and associated risk factors among youth with type 1 diabetes in the T1D exchange registry cohort. Pediatr Diabetes, 2013, 14:447–454.

[2] Maahs DM, Hermann JM, Holman N, et al. On behalf of the National Paediatric Diabetes Audit & the Royal College of Paediatrics & Child Health（UK）, the DPV initiative（Germany and Austria）, and the T1D Exchange Clinic Network（US）. Rates of diabetic ketoacidosis: international comparison with 49,859 pediatric patients from England, Wales, the United States of America, Austria and Germany. Diabetes Care, 2015, 38:1876–1882.

[3] Wolfsdorf JI, Glaser N, Agus M, et al. ISPAD clinical practice consensus guidelines 2018: diabetic ketoacidosis and the hyperglycemic hyperosmolar state. Pediatr Diabetes, 2018, 19:155–177.

[4] Laffel LM, Limbert C, Phelan H, et al. ISPAD clinical practice consensus guidelines 2018: sick day management in children and adolescents with diabetes. Pediatr Diabetes, 2018, 19:193–204.

[5] Jeffries CA, Nakhla M, Derraik JGB, et al. Preventing diabetic ketoacidosis. Pediatr Clin N Am, 2015, 62:857– 871.

[6] Vitale RJ, Card C, Lichtman JH, et al. Effectiveness of a diabetic ketoacidosis prevention intervention in children with type 1 diabetes. SAGE Open Nurs, 2018, 4:1–6.

[7] Patel N, Van Name M, Carria L, et al. Altered patterns of early metabolic decompensation in type 1 diabetes during treatment with a SGLT–2 inhibitor: an insulin pump suspension study. Diabetes Technol Ther, 2017, 19:618–622.

[8] Siebel S, Galderisi A, Patel NS, et al. Reversal of ketosis in type 1 diabetes is not adversely affected by SGLT2 inhibitor therapy. Diabetes Technol Ther, 2019, 21:101–104.

1型糖尿病合并症和并发症的筛查

第 12 章

Michelle Van Name, Patricia Gatcomb, Elizabeth A. Doyle, William V. Tamborlane

背　景

在划时代糖尿病控制和并发症试验（DCCT）研究之前，患有1型糖尿病（T1D）的青少年基本都有多种早期血管并发症。虽然强化胰岛素治疗明显延迟或预防了这些早期并发症的发生，但在目前治疗中控制不佳的年轻患者仍然容易出现微血管和大血管并发症。此外，一种内分泌疾病（如T1D）的存在会增加其他内分泌疾病的风险，故建议对T1D青少年进行其他疾病的常规筛查。

相关自身免疫性疾病

自身免疫性甲状腺疾病是T1D最常见的共病。诊断T1D时，应同时测量促甲状腺激素（TSH）水平，因为在诊断为糖尿病之前或诊断为糖尿病时存在甲状腺功能障碍的患者不在少数[1]。

M. Van Name (✉) · P. Gatcomb · W. V. Tamborlane
Yale-New Haven Children's Hospital, Department of Pediatrics,
Yale School of Medicine, New Haven, CT, USA
e-mail: michelle.vanname@yale.edu; patricia.gatcomb@yale.edu
E. A. Doyle
Yale School of Nursing, Primary Care Division, Orange, CT, USA

© Springer Nature Switzerland AG 2021
W. V. Tamborlane (ed.), *Diabetes in Children and Adolescents*, Contemporary Endocrinology,
https://doi.org/10.1007/978-3-030-64133-7_12

然而，在诊断时检测甲状腺功能可能会误导诊断。因此在"蜜月期"或血糖控制满意后的随访中，测量 TSH 和甲状腺激素水平更准确。如结果正常，应每 1~2 年复查 1 次。每年的糖尿病临床常规随访期间，可以进行一次简单的 TSH 检测，如果 TSH 水平升高或降低，再进一步详细检查。

乳糜泻也是 T1D 常见的共病，但与甲状腺疾病一样，在诊断时筛查乳糜泻可能会产生人为因素导致的异常结果。然而，乳糜泻的初步筛查应在 T1D 早期进行 [2]。标准筛查试验包括测量组织转谷氨酰胺酶 IgA（如果血清 IgA 在正常范围），或脱氨基醇溶蛋白抗体和组织转谷氨酰胺酶 IgG。活检或结合儿科胃肠病学的附加检测可以确定诊断。确诊乳糜泻的儿童应选择无麸质饮食。建议对初筛阴性的患者进行定期筛查，但最佳重新筛查频率尚不确定。

已有 T1D、自身免疫性甲状腺疾病和肾上腺功能不全三联征的报道（自身免疫性多内分泌腺综合征 2 型，以前称为施密特综合征），但 T1D 中肾上腺功能不全的发生相对少见。一些病例因促肾上腺皮质激素（ACTH）水平显著升高导致的色素沉着而最后诊断为肾上腺皮质功能不全。

T1D 的大血管并发症

虽然青少年和青年 T1D 患者的心血管疾病发病较少，但应在每次随访时测量血压，并在血糖控制后测量空腹血脂谱。如果低密度脂蛋白（LDL）< 100 mg/dL，则应在 9~11 岁时重复检测。如果血脂异常，除了优化血糖控制外，应先行医学营养治疗。如果 LDL < 100 mg/dL，每 3 年重复筛查一次 [3]。对于病程 > 5 年且已进入青春期或已满 10 岁的糖尿病患者，应每年测量白蛋白/肌酐比值（理想情况下是早晨取样）。如果超过 6 个月的 3 个重复样本中有 2 个显示白蛋白/肌酐比值升高，则应考虑治疗 [如血管紧张素转换酶抑制剂（ACEI）][3]。然而，值得注意的是，在 DCCT/EDIC 研究的许多参与者中，白蛋白 / 肌酐比值升高未予治疗也恢复了正常。

视网膜病变

由于 T1D 血糖控制不良可导致无症状的微血管疾病，这可能需要治疗，所以过去建议对 T1D 青少年患者进行糖尿病视网膜病变的定期筛查。目前，美国糖尿病协会建议对 11 岁以上或已进入青春期的 T1D 患者，以及诊断 T1D 3~5 年的患者，每年进行一次视网膜病变的筛查。也有建议根据临床情况每 2 年或以上进行一次眼科检查[3]。

在强化治疗前的时代，每年进行一次评估可能是合适的，当时的资料显示糖化血红蛋白（HbA1c）水平显著升高与糖尿病视网膜病变的早期发展和迅速恶化有关。然而，DCCT 的结果表明，青少年强化治疗后血糖控制的改善明显延迟了视网膜的早期微血管病变。由于现在青少年 T1D 患者的 HbA1c 水平低于 30~40 年前的同龄人，此类筛查结果的阳性率也可能会降低，这就提出了一个问题，即是否应该进一步调整视网膜病变筛查指南。

为了解决青少年 T1D 患者的这一问题，我们回顾分析了 DCCT 中 13~17 岁糖尿病眼部检查的随机对照结果[4]。1983—1993 年，对纳入研究者每 6 个月进行一次标准化的 7 个视野眼底照片检查，并在此期间评估视网膜病变状态的变化。195 名参与者的基线 HbA1c 水平中位数为 9.3%，在 18 岁以下患者平均 2.3 年的研究随访中，视网膜病变评估平均为 5.3 次。没有参与者出现严重的非增殖性糖尿病视网膜病变或增殖性视网膜病变。这项临床试验的数据表明，对于年龄小于 18 岁的 T1D 患者，频繁的眼部检查可能并非必要。事实上，对于大多数初次筛查无糖尿病视网膜病变，甚至轻度非增殖性视网膜病变的青少年来说，在 18 岁之前进行一次眼部筛查就足够了（表 12.1）。此外，在研

表 12.1 195 名年龄小于 18 岁的患者中，视网膜病变状态从一次随访到下一次随访的转变数量（次）

	无糖尿病视网膜病变	轻度非增生性视网膜病变	中度非增生视网膜病变	重度非增生性视网膜病变	增生性视网膜病变	CSME
无糖尿病视网膜病变	393	105	1	0	0	0
轻度非增生性视网膜病变	83	230	9	0	0	1
中度非增生性视网膜病变	0	9	3	0	0	0
重度非增生性视网膜病变	0	0	0	0	0	0

在 195 名 13~18 岁的参与者中，共进行 1031 次视网膜病变评估

究的最初 6 个月内，只有一名接受 DCCT 的儿童参与者出现了具有临床意义的黄斑水肿（CSME）（图 12.1B）。然而，在研究开始的 12 个月后，CSME 在没有任何治疗的情况下自行缓解。

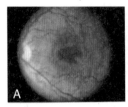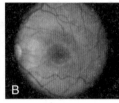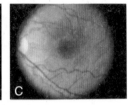

图 12.1　在第二次眼科检查中，唯一一例可能有治疗需求的视网膜病变的患儿（A），在没有治疗的情况下明显的黄斑水肿自发缓解（B），提示黄斑正常（C）

心理筛查

建议对患有 T1D 的青少年和青年进行饮食紊乱、抑郁、焦虑和糖尿病苦恼筛查 [3]。然而，目前人们对哪种测量方法是最佳的尚无共识，以前的大多数研究都使用了非特定的测量方法。我们的临床项目中，在从儿科护理过渡到成人护理时，青少年和年轻人的这些疾病筛查使用了两种疾病的特异性方法和一种一般性方法。

饮食失调

我们对确定在从儿童到成人糖尿病治疗过渡期间筛查的 T1D 患者中年轻成年男性和女性饮食行为紊乱（DEB）的患病率和临床特征特别感兴趣。DEB 采用《糖尿病特异性糖尿病饮食问题调查表——修订版》（DEPS-R）进行测量。在这项研究中，27 名女性和 33 名男性（年龄 21±2.5 岁）完成了 DEPS-R。其中，27% 的女性和 18% 的男性提供了饮食行为紊乱的证据，并且 DEPS-R 分数与体重指数（BMI）增加相关。这些发现支持了这样一种观点，即临床医生应该评估患有 T1D 的青少年和青年的 DEB，尤其是血糖控制不佳的超重患者[5]。

抑郁症状和糖尿病苦恼

我们对 T1D 青年进行的描述性研究发现，16.7% 有抑郁症状，20.9% 有糖尿病苦恼。在那些青少年时期有症状性抑郁症或糖尿病苦恼的人群中，有几个到成人时期再筛查时为阴性。同样值得注意的是，抑郁和糖尿病苦恼与 HbA1c 水平呈正相关。这些数据表明，对青少年和青年糖尿病患者的正式筛查提供了发现抑郁和糖尿病苦恼的机会[6]。

焦 虑

焦虑症状及与焦虑相关的异常在糖尿病患者中很常见[7]。当患者表现出对并发症、低血糖的恐惧，以及对胰岛素或其他药物的过度关注时，医务人员应考虑对他们进行焦虑筛查[8]。

参考文献

[1] Roldan MB, Alonso M, et al. Thyroid autoimmunity in children and adolescents with type 1 diabetes. Diabetes Nutr Metab, 1999, 12:27–31.

[2] Holmes GKT. Screening for coeliac disease in type 1 diabetes. Arch Dis Child, 2002, 87:495–498.

[3] American Diabetes Association. 13. Children and adolescents: standards of medical care in diabetes-2020. Diabetes Care, 2020, 43(Suppl 1):S163–182.

[4] Gubitosi-Klug RA, Bebu I, White NH, et al；Diabetes Control and Complications Trial （DCCT）/Epidemiology of Diabetes Interventions and Complications （EDIC） Research Group. Screening eye exams in youth with type 1 diabetes under 18 years of age: Once may be enough?

Pediatr Diabetes，2019，20:743–749.

[5] Doyle EA, Quinn S, Ambrosino J, et al. Disordered eating behaviors in emerging adults with type 1 diabetes: not just a female problem. J Pediatr Health Care, 2017, 31:327–333.

[6] Quinn SM, Ambrosino JM, Doyle EA, et al. Utility of screening for psychological problems during transition of care in young adults with type 1 diabetes. Endocr Pract, 2016, 22:1104–1110.

[7] Smith KJ, Beland M, Clyde M, et al. Association of diabetes with anxiety: a systematic review and meta-analysis. J Psychosom Res, 2013, 74（2）: 89–99.

[8] American Diabetes Association. Standards of medical care in diabetes. Diabetes Care, 2016, 39（Suppl 1）:S86–93.

1 型糖尿病的辅助治疗　第 13 章

Laura Nally, Michelle Van Name, William V. Tamborlane, Jennifer Sherr

背 景

　　自 1920 年胰岛素问世以来，1 型糖尿病（T1D）的治疗可以说几乎没有变化。虽然我们有许多新的胰岛素制剂、能更有效监测胰岛素有效性的血糖仪和新的连续血糖监测仪，以及用胰岛素泵和半自动混合闭环胰岛素输送系统，但基本药理学并没有改变——一直都是胰岛素。这就是为什么许多治疗 T1D 的临床医生对已批准用于成人 2 型糖尿病（T2D）患者的大量新的抗糖尿病药物感到很兴奋，这些药物可以作为胰岛素治疗 T1D 的辅助药物。不幸的是，普兰林肽很少用于 T1D，二甲双胍对 T1D 青少年的作用尚不明确，其他新的 T2D 药物也未被美国食品药品监督管理局（FDA）批准用于治疗成人和儿童 T1D。尽管存在局限性，我们仍将讨论每一种有潜在作用的辅助治疗。此外，表 13.1 总结了 T1D 辅助治疗的益处、潜在用途、注意事项及不良反应[1]。

L. Nally (✉) · M. Van Name · W. V. Tamborlane · J. Sherr
Yale-New Haven Children's Hospital, Department of Pediatrics,
Yale School of Medicine, New Haven, CT, USA
e-mail: laura.nally@yale.edu

© Springer Nature Switzerland AG 2021
W. V. Tamborlane (ed.), *Diabetes in Children and Adolescents*, Contemporary Endocrinology,
https://doi.org/10.1007/978-3-030-64133-7_13

表 13.1　T1D 辅助治疗的益处、潜在用途、注意事项及不良反应 [1]

辅助治疗	优势	适用范围	注意事项	不良反应
普兰林肽	HbA1c 下降 体重减轻	餐后高血糖下降	胃轻瘫恶化，无症状低血糖者慎用	恶心、呕吐、厌食、头痛
二甲双胍	HbA1c 和体重适度下降	患有 T1D 的肥胖或超重患者	乳酸酸中毒，B12 缺乏，可能需要减少胰岛素剂量以避免低血糖	腹泻、恶心、呕吐、腹部不适、头痛
利拉鲁肽（GLP1 受体激动剂）	体重减轻 胰岛素剂量减少	患有 T1D 的肥胖或超重患者	甲状腺癌，胰腺炎的风险	恶心、腹泻、呕吐、食饮下降、消化不良、便秘
SGLT2 和 SGLT1/2 抑制剂	HbA1c 下降 体重减轻 减少胰岛素每日总量	了解酮症的症状/体征的 T1D 患者，愿意定期检查酮体水平，并意识到 DKA 的风险	正常血糖 DKA，减少胰岛素剂量以免发生低血糖	多尿 DKA 风险

HbA1c：糖化血红蛋白；DKA：糖尿病酮症酸中毒

普兰林肽

　　普兰林肽是胰淀素的类似物，它是在血糖升高时由 β 细胞与胰岛素共同分泌的。胰淀素分泌后会延缓胃排空，抑制胰岛 α 细胞释放胰高血糖素，并促进中枢介导的饱腹感。随机 Ⅲ 期研究结果表明普兰林肽可将糖化血红蛋白（HbA1c）降低约 0.5%，因此是 FDA 批准用于 T1D 的唯一辅助药物。此外，它的使用与超重或肥胖患者的体重减轻有关，可能的机制类似于胰淀素。用普兰林肽治疗可延缓胃排空，并降低餐后血糖峰值（图 13.1）。研究者推测普兰林肽的效果是抑制膳食刺激的血浆胰高血糖素增加，从而缓解餐后高血糖。我们已经证明，普兰林肽的这些作用会持续一段时间，但利拉鲁肽的类似作用很快就会减弱（图 13.1）。

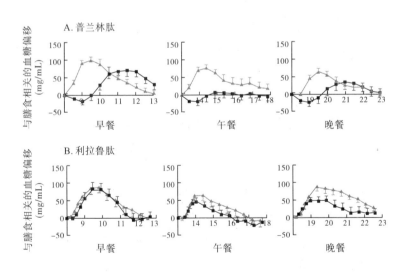

图 13.1　与利拉鲁肽相比，普兰肽治疗后延迟吸收和餐后血糖峰值降低明显（摘自 Sherr, et al[2]. ）

尽管普兰林肽 2005 年就已获得了 FDA 的批准，但目前只有极少数 T1D 患者应用。广泛使用该药物的主要障碍是每天需要额外 3~4 次的皮下注射，这对许多患者来说不方便。虽然已经有考虑普兰林肽和胰岛素的联合配方，但尚无联合产品被开发和上市。

二甲双胍

二甲双胍于 1994 年被批准用于成人 T2D 患者，并于 1999 年批准用于儿童 T2D 患者。在临床实践中，偶尔被用作 T1D 的"超说明书"辅助治疗，尤其是在超重或肥胖患者中。然而，有证据表明，它在降低 T1D 患者的 HbA1c 水平方面只有微弱的边际效应。例如，在二甲双胍治疗成人 T1D 患者的系统综述中，二甲双胍与每日胰岛素总剂量（即约 6.6 U/d）的降低显著相关，但与 HbA1c 的降低无关。不过当时还没有足够的数据来确定二甲双胍对肥胖儿童患者的疗效。

为了填补青少年 T1D 患者使用二甲双胍疗效方面的空白，耶鲁大学参与了一项多中心研究，该研究旨在探讨二甲双胍作为超重或肥胖青少年 T1D 患者辅助治疗的效果 [3]。这项研究是针对青少年 T1D 患者最大的儿科试验，由 T1D 交换中心（T1DX）具体实施。在该研究中，140 名患有 T1D 的超重青少年随机接受二甲双胍或安慰剂的辅助治疗。虽然在 26 周后二甲双胍组患者的体重和每日胰岛素总剂量略有下降，但 HbA1c 水平没有差异（表 13.2）。另外，二甲双胍组的低血糖和胃肠道不良反应更常见。这项研究表明，二甲双胍作为 T1D 患者的辅助治疗对改善血糖几乎没有益处。

表 13.2　二甲双胍对 T1D 肥胖青少年的 HbA1c 降低无实质性益处

	二甲双胍	安慰剂	P 值[*]
基线	N=71	N=69	
HbA1c（Mean ± SD）	8.8% ± 0.8%	8.8% ± 0.7%	
13 周	N=68	N=68	
HbA1c（Mean ± SD）	8.7% ± 1.0%	8.9% ± 1.0%	
基线至 13 周的改变（Mean ± SD）	−0.2% ± 0.8%	0.1% ± 0.8%	
平均调整差值（95% CI）	−0.30%（−0.56%，−0.03%）		0.02
HbA1c 下降≥ 0.5%（95% CI）	29%（18%，41%）	29%（18%，41%）	0.95
HbA1c 升高≥ 0.5%（95% CI）	18%（8%，27%）	28%（17%，39%）	0.18
26 周	N=70	N=69	
HbA1c（Mean ± SD）	9.0% ± 1.0%	8.9% ± 1.1%	
基线至 26 周的改变（Mean ± SD）	0.2% ± 0.8%	0.2% ± 0.9%	
平均调整差值（95% CI）	0.01%（−0.26%，0.29%）		0.93
HbA1c 下降≥ 0.5%（95% CI）	19%（8%，28%）	26%（15%，37%）	0.27
HbA1c 升高≥ 0.5%（95% CI）	44%（32%，56%）	35%（23%，46%）	0.21

*：P ≤ 0.05 表示二甲双胍组和安慰剂组之间有统计学差异。HbA1c：糖化血红蛋白

胰高血糖素样肽 1 受体激动剂
和二肽基肽酶 -4 抑制剂

胰高血糖素样肽 1（GLP-1）是肠道内分泌 L 细胞在进食后分泌的一种肽类激素。与胰淀素一样，GLP-1 可延缓胃排空，抑制胰高血糖素释放，并降低食欲。GLP-1 可被二肽基肽酶 -4（DPP-4）迅速降解，半衰期非常短。GLP-1 受体激动剂利拉鲁肽，在循环中的半衰期比天然 GLP-1 明显延长，约 13 h。

在一项双盲安慰剂随机对照试验中，纳入 40 名 T1D 控制欠佳的正常体重参与者，利拉鲁肽治疗组患者的 HbA1c 总体降低，但与安慰剂组相比没有显著差异。在 GLP-1 受体激动剂治疗的其他研究中，T1D 患者的胰岛素剂量和体重有所降低，但低血糖发生的频率或 HbA1c 水平没有显著变化。如上所述，我们已经证明 GLP-1 受体激动剂在治疗 T1D 期间延缓胃排空和抑制胰高血糖素分泌的作用消退得很快（图 13.1）。这可能解释了为什么没有观察到 T1D 代谢控制的改善。由于食欲缺乏和体重减轻可能是 GLP-1 受体激动剂作为 T1D 辅助治疗的唯一益处，因此制药公司并未追求对有关适应证的批准。值得注意的是，尚无在 T1D "蜜月期" 使用 GLP-1 受体激动剂治疗的研究，许多患者在 "蜜月期" 仍有残存的内源性胰岛素分泌。

由于 GLP-1 受体激动剂在胰岛素缺乏的 T1D 患者中除了抑制食欲和减轻体重外似乎没有其他益处，因此我们可以推断 DPP-4 抑制剂的益处甚至更小，因为它们在治疗 T2D 时对体重的影响不明显。因此，两项随机对照试验的 meta 分析显示 DPP-4 抑制剂对 HbA1c 水平没有影响也就不足为奇了。

钠－葡萄糖协同转运蛋白 2 抑制剂（SGLT-2i）和 SGLT-1/2i

肾脏在调节体内葡萄糖水平方面起着关键作用。在近端小管，90% 的葡萄糖由钠－葡萄糖协同转运蛋白（SGLT）介导从管腔转移回血液。因此，通过抑制 SGLT-2 并阻止葡萄糖在肾单位中的再吸收，血糖水平随着葡萄糖从尿中排泄而下降。利用这种非胰岛素依赖机制，有可能减少高血糖暴露，同时降低体重。鉴于这些益处，这类药物中的几个品种已被批准用于成人 T2D 患者。同样值得注意的是，对成人 T2D 患者的研究表明，SGLT-2i 可减少心力衰竭和心血管死亡的发生。

几个小组的研究已经评估了 SGLT-2i 在成人 T1D 患者中的有效性和安全性。对 SGLT-2i 作为成人 T1D 辅助治疗的两项涉及 21 项临床试验和 5000 多例患者的 meta 分析显示，这些药物降低了 HbA1c、体重、每日胰岛素剂量和血压。CGM 研究显示，SGLT-2i 降低了平均血糖水平和血糖变异性。

然而，由于 T1D 和 T2D 患者使用 SGLT-2i 会出现"血糖正常的 DKA"，人们对其应用的热情一直不是太高。使用胰岛素泵的 T1D 患者，因不使用长效胰岛素，且经常出现输送部位异常，因此存在患 DKA 的重大风险，我们最近发现，在使用 SGLT-2i 治疗 T1D 期间，早期代谢失代偿导致循环中的 β－羟基丁酸水平升高，并不是由于酮生成加快所致。观察到血糖水平非常缓慢地上升时，无疑是由于尿葡萄糖排泄增加所致。

在目前的临床实践中，T1D 患者很少定期测量血 β－羟基丁酸或尿酮水平，多数依靠显著且持续的血糖升高来判断 DKA 的风险。最近一次关于降低 SGLT-2i 治疗患者 DKA 风险的共识会议强调，有必要定期监测患者的血 β－羟基丁酸水平，并能识别酮水平升高的早期症状，即恶心、呕吐和腹部不适。不幸的是，大多数 T1D 患者没有意识到即使在没有 SGLT-2i 治疗的情况下，血 β-羟基丁酸水平也会增高。因此，SGLT-2i 治疗 T1D 的益处可能不值得承担风险，至少在最需要这些药物的控制不良的患者中是如此。另外，如果通过患者教育能规律地进行血 β-羟基丁酸和尿酮水平的监测，这些药物可以成功地用于治疗 T1D 和 T2D 患者。

目前，FDA 正在评估联合 SLGT-1/2 抑制剂治疗 T1D 的方案。SGLT-1/2i 不仅可以抑制肾脏对葡萄糖的再吸收，还可以抑制小肠对葡萄糖的吸收。有趣的是，当血糖超过 SGLT-2 重吸收葡萄糖的能力时，SGLT-1 介导的肾脏葡萄糖转运被激活。目前的研究表明，通过严格的患者筛选和关于 DKA 风险略高的教育，SGLT-1/2i 治疗对 T1D 患者的代谢改善是有益的。不幸的是，FDA 尚未批准任何 SGLT-2i 或 SGLT-1/2i 用于 T1D 成年人。由于没有在成人 T1D 患者中使用这些药物的指征，制药公司暂缓了这些药物在青少年 T1D 患者中的临床试验。

参考文献

[1] Nally LM, Sherr JL, Van Name M, et al. Pharmacologic treatment options for type 1 diabetes: What's new? Expert Rev Clin Pharmacol, 2019, 12:471–479.

[2] Sherr JL, Patel NS, Michaud CI, et al. Mitigating meal-related glycemic excursions in an insulin sparing manner during closed loop insulin delivery: the benefcial effects of adjunctive pramlintide and liraglutide. Diabetes Care, 2016, 39:1127–1134.

[3] Libman LM, Miller KM, DiMeglio LA, et al；Nadeau KJ for the T1D Exchange Clinic Network Metformin RCT Study Group. A randomized trial of metformin as an adjunct therapy for overweight adolescents with type 1 diabetes. JAMA, 2015, 314:2241–2250.

运动与糖尿病　第 14 章

Jasmine Gujral, Melinda Zgorski, William V. Tamborlane

运动与糖尿病

定期锻炼和积极参与有组织的活动对所有儿童的社会心理和身体健康都有积极影响，对患有糖尿病的儿童尤其重要。运动和身体健康与胰岛素敏感性增加和葡萄糖利用率提高有关。此外，对于没有得到最佳控制的 1 型糖尿病（T1D）年轻患者来说，通过鼓励运动来降低血糖是一种重要的替代方法，而不应单纯地增加胰岛素剂量。

尽管运动有很多好处，但糖尿病儿童的运动会使调节血糖水平变得更具挑战性。耶鲁大学参与的儿童糖尿病研究网（DirecNet）研究表明，下午的运动会使次日凌晨低血糖的风险增加 2 倍（图 14.1）[1]。在随后一项澳大利亚的研究中，McMahon 及其同事表明，下午运动后血糖的延迟下降通常发生在 7~11 h 后，即夜晚睡眠期间 [2]。这种影响会因儿童体育活动的间歇性和自发性而变得更为复杂，特别是那些没有参加有组

J. Gujral (✉) · M. Zgorski · W. V. Tamborlane
Yale-New Haven Children's Hospital, Department of Pediatrics,
Yale School of Medicine, New Haven, CT, USA
e-mail: jasmine.gujral@yale.edu

© Springer Nature Switzerland AG 2021
W. V. Tamborlane (ed.), *Diabetes in Children and Adolescents*, Contemporary Endocrinology,
https://doi.org/10.1007/978-3-030-64133-7_14

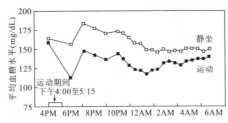

图 14.1 T1D 青少年患者在运动和静坐时的日平均血糖水平（经 The DirecNet Study Group [1] 许可使用）。AM：上午；PM：下午

织的体育运动和活动的孩子更是如此。

　　由于许多儿童参加下午晚些时候或晚上的活动，因此减少夜间胰岛素的剂量可能有助于防止夜间出现的迟发性低血糖。与许多其他与糖尿病相关的活动一样，判断下午运动后夜间胰岛素减少的程度通常需要反复试验，每个人的情况及每个晚上的变化都不同。这就是为什么夜间是糖尿病患者最糟糕的时间的原因之一，这也是为什么混合闭环胰岛素输送系统对许多患者如此有吸引力，因为它能根据传感器血糖的变化自动调节隔夜胰岛素输送速率。有了这些设备，对于 T1D 患儿的父母来说，夜间不再是最糟糕的时间。

　　T1D 儿童在参加任何类型的运动时，运动前、运动中和运动后都需检测血糖水平。应与儿童及家长讨论运动、食物和胰岛素三者之间的重要关系。当运动量增加时，必须调整治疗从而使低血糖风险降至最低。对于注射胰岛素的患者，计划运动时可以减少胰岛素的剂量，否则可能需要额外吃零食。使用胰岛素泵治疗的患者中，在运动期间暂停基础输注速率（或简单地断开泵）可以降低低血糖的风险 [3]。在运动期间和运动后使用临时基础速率有助于防止运动期间及延迟性的低血糖。在剧烈和（或）长时间运动后，除了调整胰岛素剂量外，患者可能还需要补充碳水化合物。一些患者发现，生玉米淀粉可以减缓糖的消化，在对抗运动引起的夜间低血糖时提供更持久的速效碳水化合物效应。

我们最近评估了零食是否可以与闭环（CL）胰岛素输送系统一起使用，以避免运动引起的血糖降低，以及运动结束后血糖升高的情况。针对这一问题，我们招募了 12 名患有 T1D 的青少年和青年参与者（年龄为 13~36 岁，糖尿病持续时间为 10.7 ± 8.4 年，HbA1c 水平为 7.4% ± 0.8%），进行了 2 次 105 min 的运动研究，一次吃零食，另一次不吃零食。运动从下午 3 点开始，包括 4 次 15 min 的跑步机快走，每 2 次之间休息 5 min，然后是 30 min 的恢复期。在运动前和运动中，他们会在零食中摄入 15~30 g 碳水化合物（佳得乐）。在运动期间，每 15~20 min 测量一次血糖和胰岛素水平。

单用 CL 胰岛素输送系统（164 ± 16 mg/dL）与闭环胰岛素输送系统 + 零食（172 ± 11 mg/dL）的基线血糖水平相似。然而，在锻炼期间，不吃零食组参与者的血糖水平下降了 53 ± 10 mg/dL，而吃零食组参与者的血糖水平上升了 10 ± 13 mg/dL；在恢复期结束时，循环葡萄糖水平的变化也存在类似的差异。在不吃零食的患者中，运动期间出现了 3 次需要援救治疗的低血糖事件，而在吃零食的患者中没有出现（图 14.2）。这些结果提示可以

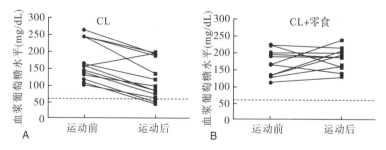

图 14.2 受试者运动前及运动结束时的血糖水平。每个参与者用一条单线表示，展示从运动开始到结束期间葡萄糖水平的变化；虚线表示定义低血糖的阈值（60 mg/dL）。CL：闭环胰岛素输送系统（摘自 Patel, et al[4]. 经许可使用）

使用这种简单的零食策略，来避免使用 CL 胰岛素的患者因运动引起的血糖降低。由于完全 CL 胰岛素输送尚未被批准用于治疗 T1D，因此反复试错仍然是糖尿病儿童运动和血糖水平管理的关键。

参考文献

[1] The Diabetes Research in Children Network （DirecNet） Study Group. Impact of exercise on overnight glycemic control in children with type 1 diabetes. J Pediatr, 2005, 147:528–534.

[2] McMahon SK, Ferreira LD, Ratnam N, etal. Glucose requirements to maintain euglycemia after moderate-intensity afternoon exercise in adolescents with type 1 diabetes are increased in a biphasic manner. J Clin Endocrinol Metab, 2007, 92:154–168.

[3] The Diabetes Research in Children Network （DirecNet） Study Group. Prevention of hypoglycemia during exercise in children with type 1 diabetes by suspending basal insulin. Diabetes Care, 2006, 29:2200–2204.

[4] Patel NS, Van Name MA, Cengiz E, et al. Mitigating reductions in glucose during exercise on closed loop insulin delivery: the Ex-Snacks Study. Diabetes Technol Ther, 2016, 18:794–799.

糖尿病患者的社会心理挑战

第 15 章

Elizabeth A. Doyle, Amy Page, Kathryn Nagel

简　介

　　糖尿病是一种隐匿性疾病，它要求患者及其家属时刻处于"在线"状态。糖尿病及其护理的所有负担都叠加在本就很具挑战性的从童年、青春期到成年早期的过渡上，因此，它对糖尿病患者的生活方式及父母与子女之间的人际关系产生了深远的负面影响。此外，因为家长对糖尿病患儿给予了更多的关注，家庭中的其他孩子可能会有被忽视的感觉。

　　这些问题并非 1 型糖尿病（T1D）所特有的，在患有其他儿童和青少年慢性疾病的家庭中同样存在。在父母分居或离异的家庭、收入低、存在较大语言和文化障碍的家庭中，这种压

E. A. Doyle (✉)
Yale School of Nursing, Primary Care Division, Orange, CT, USA
e-mail: elizabeth.doyle@yale.edu

A. Page
Yale Children's Hospital, Social Work, New Haven, CT, USA

K. Nagel
Yale New Haven Hospital, Internal Medicine/Pediatrics Residency,
New Haven, CT, USA

© Springer Nature Switzerland AG 2021
W. V. Tamborlane (ed.), *Diabetes in Children
and Adolescents*, Contemporary Endocrinology,
https://doi.org/10.1007/978-3-030-64133-7_15

力往往更大。我们的一名青少年患者向父母抱怨，她厌倦了在一个完整的家庭中生活，因为她的朋友可以扮演离异父母中的一方来对抗另一方。与父母之间的矛盾常常导致患者选择错误的食物，错过餐前胰岛素，不进行血糖监测，不使用连续血糖监测设备。类似地，故意漏用胰岛素以限制体重增加也可能是在寻求心理安慰。异类感或孤独感也很常见。此外，很多 T1D 患儿家长倾向于将糖尿病管理的责任全部交给患儿。

很多错过餐前胰岛素的青少年给出的最常见答复是"我忘了""我很懒"或"我上学总是迟到"，事实是大多数患有长期糖尿病的青少年只是厌倦了每天都要执行的无休止的糖尿病管理任务。问题是，不做应该做的事情只会让事情变得更糟 [青少年精神错乱综合征（AKA）]。

通常，糖尿病的治疗目的是使患者达到并保持血糖和糖化血红蛋白(HbA1c)尽可能接近目标值(儿童和青少年 HbA1c ＜ 7.5%)。然而，优化生活质量逐渐成为衡量治疗成功的另一个重要指标 [1]。在儿科，重要的是要记住，慢性病的成功治疗不仅涉及患病儿童，还涉及患儿家庭。社会经济地位、家庭结构、应对方式、母亲抑郁及年龄等因素，都会影响家庭应对糖尿病的能力和患儿的预后。事实上，心理压力的增加与糖尿病管理的自我效能降低和血糖控制不佳直接相关 [2]。

具有糖尿病照护社会心理方面专业知识的人员，如心理学家、社会工作者和护士，是多学科糖尿病照护团队的重要成员。应鼓励患者及其家属与这些专业人员进行定期交流，并为那些表现出精神病社会危险因素和（或）未能实现糖尿病护理目标的患者及其家属提供更科学的评估 [3]。诊断本身会给 T1D 儿童及其父母和家庭（如祖父母及其他亲密的朋友和亲属）带来严重的心理困扰，所以从诊断开始就让这些专业人士参与进来也很重要。由于大多数新发病的 T1D 儿童在其他方面都是健康的，糖尿病的诊断对患儿父母来说是沉重的打击。为给父母提供一个合适的地方来适应这种新的慢性疾病，我们倾向于让所有新诊断的儿童住院治疗。当然，这因为新冠肺炎的流行有了一定的改变，许多家庭更多选择在门诊接受培训，而非住院。

常见的心理挑战

抑 郁

抑郁症是糖尿病儿童和青少年最常见的心理障碍。大量研究表明，患有 T1D 的青少年常有自杀念头、不遵医嘱及精神障碍等问题，其发生率是非糖尿病青少年的 2~3 倍。来自美国 T1D 登记系统（TiD Exchange）的最新数据表明，患有 T1D 且有抑郁症状的成年人的 HbA1c 水平也在持续升高[4]。研究还表明，糖尿病患者的抑郁症状会随着时间的推移而变化，最初几年往往比较严重，之后会有几年的稳定期，10 年后症状又会加重（图 15.1）[5]。研究发现，患有糖尿病的青少年中患轻度抑郁的比例为 14%，中度或重度的比例为 8.6%[6]。全面的糖尿病管理应包括在常规门诊就诊中非正式地评估抑郁症表现，并用

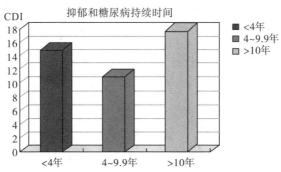

图 15.1 抑郁得分是糖尿病病程的函数（摘自 Grey, et al [5]. 经许可使用）

标准化的筛查工具进行更正式的评估。治疗抑郁症可提高患者生活质量，对血糖控制产生有利影响，而不治疗抑郁症与血糖控制不良会形成相互加重的恶性循环。

自　杀

研究发现，曾有过绝望感受的青少年 T1D 患者自杀倾向增加。这说明有必要在临床诊治过程中测量自杀风险，以便在糖尿病治疗的同时进行心理干预，常用的量表有 PHQ 9 抑郁症量表和哥伦比亚大学自杀严重程度评分量表（C-SSRS）。严重不遵医嘱的自杀行为可能是被动和非被动自我伤害的一种形式。对自己的疾病感到绝望的患者有更高的自杀风险，并容易忽视卫生保健和缺乏坚持医疗方案的动力。事实上，研究表明，大多数在过去一年内报告有自杀想法的青少年都无法坚持规律治疗。

饮食紊乱

研究表明，饮食紊乱在患有 T1D 的青春期女孩和男孩中都很常见 [7]。此外，减少使用胰岛素作为一种消耗多余能量的方法是糖尿病患者特有的，称为糖尿病饮食失调症。慢性高血糖状态会引起脱水，并导致体内脂肪和肌肉减少。据报道，超过 30% 的 T1D 女性曾通过限制胰岛素用量来控制体重。长期使用这种方法的患者，其发生酮症酸中毒的急性并发症和长期血糖控制不佳相关的慢性并发症的风险均增加。治疗这种状况的第一步就是识别它，预警信号包括血糖持续控制不佳，尤其是在极度关注体型和体重、严格和（或）低热量膳食计划、严格的运动方案，以及可能反复出现的尿酮症和（或）酮症酸中毒的情况下。其治疗难度很大，应多学科参与。最初控制血糖的目标是促进患者安全保障的建立，因为还须解决更为复杂的心理问题，逐渐恢复到更高目标的血糖控制。

糖尿病诊疗技术与困惑

在过去 20 年中，持续血糖监测仪（CGM）和胰岛素泵有了显著改进，为 T1D 患者提供了多种选择。但是，使用这些设备的患者可能会发现它们会引发焦虑，而且其信息量也会让人不堪重负。如果无法使用这些技术及信息正确指导治疗，使用 CGM 产生的焦虑可能会超过它的益处。另外，T1D 儿童使用 CGM 可降低严重低血糖和夜间低血糖的频率，从而减少父母的焦虑。

胰岛素泵已经问世近 40 年，比 CGM 更常用。患者不选择泵的原因包括费用高、设备操作不便、输注部位插入引起的疼痛或不适、对技术缺乏信任，以及设备使糖尿病 "可视化"。然而，对于许多患者和家长来说，胰岛素泵的益处远远超过了使用它的负担。

焦　虑

与糖尿病患儿相比，焦虑症在其父母或监护人中更为常见，尤其是在患儿确诊后的第一年。父母通常害怕按照指示进行治疗，并且对可能发生的低血糖非常担忧。与非糖尿病儿童的看护者相比，糖尿病儿童的父母焦虑症的发生率更高。40% 或更多患有糖尿病的年轻人也会出现严重的焦虑，焦虑会对糖尿病的预后产生不利影响，并降低患者对药物治疗的依从性。这是一个恶性循环，应对这类患者同时开展心理健康治疗，以打破这种循环。

干预措施

应对糖尿病社会心理影响的策略，包括以家庭为中心的干预、行为契约、压力管理 / 应对技能和动机式访谈。这些策略可以用于一对一的情况、同龄人群体或家庭。怎么强调也不为过的是，每个糖尿病诊疗团队都应包含社会心理领域专业人员。

参考文献

[1] Whittemore R, Jaser S, Guo J, et al. A conceptual model of childhood adaptation to type 1 diabetes. Nurs Outlook, 2010, 58:242–245.

[2] Holmes CS, Chen R, Streisand R, et al. Predictors of youth diabetes care behaviors and metabolic control: a structural equation modeling approach. J Pediatr Psychol, 2006, 31:770–784.

[3] Delamater AM, de Wit M, McDarby V, et al. ISPAD Clinical Practice Consensus Guidelines 2014. Psychological care of children and adolescents with type 1 diabetes. Pediatr Diabetes, 2014, 15（Suppl 20）:232–244.

[4] Trief PM, Xing D, Foster NC, et al. Depression in adults in the T1D Exchange Clinic Registry. Diabetes Care, 2014, 37:1563–1572.

[5] Grey M, Wittemore R, Tamborlane W. Depression in type 1 diabetes in children: natural history and correlates. J Psychosom Res, 2002, 53:907–911.

[6] Lawrence JM, Standiford DA, Loots B, et al. Prevalence and correlates of depressed mood among youth with diabetes: the SEARCH for Diabetes in Youth study. Pediatrics, 2006, 117:1348–1358.

[7] Doyle EA, Quinn S, Ambrosino J, et al. Disordered eating behaviors in emerging adults with type 1 diabetes: not just a female problem. J Pediatr Health Care, 2017, 31:327–333.

1 型糖尿病的管理：年轻患者的经历

第 16 章

Patrick McAllister，Kathryn Nagel

Patrick 的故事

诊　断

　　由于 1 型糖尿病（T1D）患者在生活中必须经历许多不同和特殊的情况，因此对患者强调一些突出的情况可能会有所帮助。第一个事件——诊断，这是每个 T1D 患者都必须经历的，也是最难克服的一件事。我自己的确诊完全出乎意料，尽管我没有症状，但在一次例行检查中，儿科医生在我的尿液中发现了大量的酮体。但不同于其他人，我不用面对一段残酷的待确诊时期——无休止的口渴和排尿，并伴有严重的体重下降、疲劳和慌乱。

　　尽管没有糖尿病相关的症状，但意识到自己有糖尿病仍几乎击垮我。我始终记得，当时我坐在医院的病床上看着母亲哭泣，而父亲强忍着眼泪。我从来没有经历过这样的情况，我也

P. McAllister (✉)
University of Connecticut, School of Medicine, Farmington, CT, USA

K. Nagel
Yale New Haven Hospital, Internal Medicine/Pediatrics Residency,
New Haven, CT, USA

© Springer Nature Switzerland AG 2021
W. V. Tamborlane (ed.), *Diabetes in Children and Adolescents*, Contemporary Endocrinology,
https://doi.org/10.1007/978-3-030-64133-7_16

不知道我的生活会变成什么样。当青少年患者（或任何相关的患者）被诊断为 T1D 时，看到一些详细介绍 T1D 的材料很重要。相关指南（见第 20 章）有一些标准内容，例如，"什么是T1D""什么是胰岛素"及"我如何计算碳水化合物"，但还有一些额外的主题有时被忽略了。然而，这些遗漏可能会在刚被确诊的青少年如何理解和抵消 T1D 诊断带来的负面情绪产生完全不同的影响。

我一直记得一位医生说过的话，他完全改变了我对 T1D 的看法。他说："被诊断为 T1D 并不是宣判死刑，T1D 也不是会毁掉你生活的可怕疾病，而只是一种生活方式的改变。"他强调，T1D 的诊断并不会阻止你做任何你想做的事情。能够应对 T1D日常挑战的青少年最终会成功地管理糖尿病，以及完成他们在生活中想要做的任何事情。尼克·乔纳斯（Nick Jonas）、哈利·巴里（Halle Barry）和索尼娅·索托马约尔（Sonia Sotomayor）都是在 T1D 的影响下生活和成长的，只要你想，T1D 就无法阻止你成为一名更好的歌手、演员或法官。

重要的是，要让患者确信他们在 T1D 的路上并不孤单，他们并不是唯一患有 T1D 的人。事实上，管理任何新诊断 T1D 患者都需要社会共同的努力，包括家庭成员、朋友、老师、医生、护士、营养学家及治疗师等。即使有这些帮助，对于首次诊断出患有 T1D 的青少年来说，在寻找一个可以联系和帮忙的人时，仍然无从选择。我很幸运，我的堂兄和我的一个好朋友也患有T1D。我知道当我需要时，我可以在任何时候向他们求助。然而，我认识一些 T1D 患者，他们患病多年后才有机会与其他患者见面和交流。虽然这听起来可能并不重要，但帮助你的患者与 T1D 群体的其他人建立联系可以让他们在接受新的生活方式方面有很大的不同。社交媒体和其他在线社区，如 Beyond Type

1 和 JDRF，对患有 T1D 的儿童和青少年来说是很好的初始资源。糖尿病夏令营还提供与其他 T1D 青少年见面的机会。大学糖尿病网络（CDN）提供了一个平台，帮助首次诊断的患者认识和联系其他年龄相仿的患者。为你的患者提供这些资源、渠道可以向他们表明，你关心的不仅仅是他们刺破手指测血糖并给自己注射正确剂量的胰岛素的能力（医生提示：20 世纪 90 年代，许多患有 T1D 的年轻人参加糖尿病夏令营时首次对尝试使用胰岛素泵产生了兴趣）。

最终所有的患者都得出院回家。事实上，在耶鲁，他们只允许住院 2~3 天。在家里的最初几周是我和 T1D 一起度过的最可怕的时光。在医院时，我不需要严格计算碳水化合物或给自己注射胰岛素，因为医护人员已经为我做了大部分事情。但当我回到家，我不得不自己测量早餐吃了多少麦片，并反复刺破手指来测量血糖水平。这让我意识到这种疾病将给我的生活带来多么剧烈的改变。在这段时间里，一切都无法抵挡我的恐惧、不知所措和孤独感。

我想说的是，医务人员需要注意青少年糖尿病患者在最初诊断的前几周是多么的脆弱。还要注意，青少年患者将与青春期激增的激素、初中和高中具有挑战性的课程作业、运动和无数其他困难作斗争。在这个阶段确诊 T1D 足以让任何人头晕目眩。应该让患者和他们的家人放心，告诉他们这些感受是正常的，这可以让人们在这个极具挑战性的时期保持内心的平静。好消息是，在确诊糖尿病 3~4 个月后情况开始稳定下来。

就 诊

如果我不再经历第一周的 T1D，我会感谢上帝和任何神灵。然而，这一周非常重要，因为它涉及患者此后始终无法避免的事情——可怕的医生预约。无论是医院的儿科内分泌学家、护士、营养学家、治疗师，还是学校的辅导员，都有他们自己的一套让人难以适应的程序，这对于青少年来说更难。我的一个医生称其为"青少年精神错乱综合征"，他说："青少年认为只要忽视 T1D，它可能就会自己消失。不幸的是，这只会让事情变得更糟。"

十几岁的时候，我对内分泌科的就诊又爱又恨，这并不奇怪。一方面，我有幸接触了一个不论护士还是医生都很棒的 T1D 团队，每个人对我都很友好，似乎对我的生活也很关心，包括那些与 T1D 无关的事情。每次就诊时，我的医生都会问我一些生活相关的问题（如学校、体育和乐队），这让我能够敞开心扉，觉得这次就诊不仅仅是我糖化血红蛋白（HbA1c）图表上的一个数据点。我理解，对医护人员来说，公开与一些青少年患者交谈可能很难，但对我来说，每次就诊时以一些 T1D 以外的东西作为开始似乎很有帮助。另一方面，我的医生从我这里购买了镇上高中运动队一整年的门票，但直到后来我才发现他从来没有去看过任何一场比赛。

在我的就诊过程中，我最害怕的是在门诊现场测量 HbA1c 水平。作为一个高中平均成绩为 3.98，大学平均成绩为 3.99 的人，我讨厌成绩差，成绩差会让我觉得自己不够优秀。如果你上课认真听讲，提前学习，考试前一晚充足睡眠，那么在考试中相对容易取得好成绩。然而，尽管你想尽最大努力在 HbA1c 测试中取得"好成绩"，但仍然得不到你想要的结果。

3 个月的时间对于一个单一的量化评估来说是很长的一段时间，我清楚地记得无数次坐在医生的办公室里等待 HbA1c 的结果时，我的大脑中闪过的各种想法：我的血糖过高吗？我应该试着改变我的胰岛素剂量吗？为什么 4 周前我的血糖水平不能低于 200 mg/dL? 为什么我不能更好地管理我的 T1D 呢？我变得越来越消极，并为自己在 T1D 处理上的不足而自责。幸运的是，每次就诊，我都会和我的一位医生赌 1 美元，赌我的 HbA1c 是否高于或低于某个水平。我很快意识到，他选择的临界值总是高于我当天测量的实际 HbA1c 值。这让我们俩都感觉很好，尽管我每次都是用低 HbA1c 值赢到那 1 美元。

没有所谓的"糟糕的血糖水平"。在我患 T1D 9 年之后，我与一位儿童精神科医生交谈时，才知道这种观点。假设血糖水平保持在 70~180 mg/dL 是一个好数字，而任何超出这个范围的数字都是坏数字，在范围内等于好，在范围外等于坏。这种观点的问题在于过于死板，难以驾驭，尤其是对于一个在生活中处处追求完美的青少年或年轻人来说更是如此。有时候，血糖水平会因为未知的原因而升高或下降，把这些不规律归于患者的行为是不公平的。虽然有时血糖和 HbA1c 水平可能在范围内（即好的），但其他指标可能超出范围（即坏的）。然而，这并不代表患者的好坏。事实上，每个数字都是信息的数据点，可以用于更好地管理 T1D。

如果我在十几岁的时候就有这种观察血糖和 HbA1c 的方法，毫无疑问，我就不会因为时刻考虑我的血糖是否在目标范围内而承受巨大的压力了。让青少年患者记住，发生在他们身上的事情不是他们的错。而医生和患者将共同努力调节血糖水平，这将会大大减轻他们的负担。告诉他们，青春期的胰岛素需求几乎总是在增加，当血糖水平过高时，医生可以告诉他们何时需要增加胰岛素剂量。到 20 多岁时，情况可能正好相反——患者必须开始减少胰岛素的用量。

医生和其他从业者也应该知道，我们一直在努力让生活变得更轻松，即使是对于那细微的方面。我们不断地思考 T1D 及如何更好地治疗它。然而，很多时候当我面对医生时，我都因为害羞或害怕而不敢问关于T1D管理的问题。出于这个原因，我强烈建议医生选择和监督患者，收集他们对自己治疗的问题和担忧，因为一些动态变化可能不会显示在胰岛素泵或持续血糖监测仪（CGM）数据中。此外，我总是喜欢我的内分泌科医生讲一些糖尿病的知识以帮助我更好地理解T1D护理，或介绍我可能想尝试的新的胰岛素泵或CGM设备。与患者一起探索不同的选择，并让他们参与决策，这将为潜在的、更好的治疗方案打开大门，并提升他们的自信，让他们相信可以控制好自己的T1D。

禁忌话题

我认为将这一节列入本章是明智的，因为尽管其在卫生保健中通常不受关注，但所有这些"禁忌话题"都是青少年生活的一部分。在这些情况下，盲目应对是极具挑战性的，大多数青少年都不愿意与他们的医疗服务提供者进行任何形式的沟通。然而，对于所有T1D患者来说，这是必须理解和适应的，因为缺乏这些领域的知识可能具有风险。

首先我要指出的是，如果青少年患者的父母也在场，你几乎不可能就敏感话题与他们进行适当的双向对话。我可以回忆起我在医生办公室"隐瞒事情"的次数，因为我不想在父母面前承认任何事情。创造一个安全、开放和保密的环境对这些讨论的成功至关重要。最好的方法是要求患者的父母或监护人尊重医生和患者的隐私。同样地，应向患者保证你们之间的所有秘密都不会泄露给任何人。这对于缓解患者对隐私泄露的担心很有帮助。

第一个禁忌话题是性。即使有人在预约之前就已经和青少

年患者有过性教育方面的谈话，但我高度怀疑该谈话是否包括
T1D 的事实。十几岁的时候，我从来没有和我的内分泌科医生
或任何医疗服务提供者谈过性的问题。因此，我不得不通过反
复试验来学习一切。当我开始有了性生活，我注意到在这个过
程中经常出现低血糖。这些低血糖发作几乎总是伴随着勃起功能
障碍，直到低血糖水平纠正（通常需要 15~30 min）才能继续进
行。虽然我知道性生活是一种体力活动，会使我更容易发生低
血糖，但这很难向我的伴侣解释。直到几年以后，当我和我的
一个 T1D 朋友谈论这个话题的时候，他惊叹道："我知道！这
种情况在我身上也会发生，这是最糟糕的！"。如果年轻成年
患者提出了这个话题，无论男女，应帮助他们了解低血糖水平
会导致勃起功能障碍和性欲减退。至少这会让他们放心，表现
不好不是他们的错。此外，制定一个如何预防这些问题的计划，
如事先吃点零食，可以为年轻的成年 T1D 患者在性方面提供安
慰和帮助。

青少年 T1D 患者更常见的问题是使用娱乐性毒品，尤其
是酒精和大麻。我个人没有任何娱乐性毒品的经验，坦白地
说，我不允许在任何情况下使用这些毒品。但是，如果患者
经常使用这些毒品中的一种（如可卡因、LSD 和海洛因），
我只能很遗憾地说，T1D 是他 / 她最不关心的问题。另一方面，
与青少年患者就大麻和（或）酒精如何影响他们的 T1D 管理
进行对话是极其重要的。使用大麻所造成的总体上缺乏正确
管理 T1D 的动力比大麻本身的任何影响都要麻烦得多。而酒
精是完全不同的东西。由于酒精可通过抑制肝脏分解储存糖
原来降低血糖水平，因此饮酒对 T1D 患者来说是非常危险的。
有低血糖倾向与增加低血糖风险的药物结合起来，危险的情
况可能是致命的。有时，当我喝酒时，我无法判断我是喝

醉了还是血糖低了，此时我不得不参考我的动态血糖监测值来判断。由于这是一种严重威胁安全的情况，请向青少年和年轻患者解释，并敦促他们采取措施确保饮酒时的安全。

要记住的另一个重要注意事项是，当青少年和年轻人娱乐性使用酒精和（或）大麻时，这个场景几乎总是与派对文化有关。青少年希望在聚会时，在朋友、重要人物和周围的所有人面前显得很酷。对于患有 T1D 的青少年和年轻人来说，"我可以与很酷的人一起玩"的心态尤其危险，因为他们在试图保持这种假象的同时往往忽视了对 T1D 的管理。高中和大学时，我就感受到过这种压力，这就像检查血糖水平或使用胰岛素一样不酷。请注意这一点，并使用策略和规范来帮助他们克服这种不负责任和冒险的想法。向他们强调，T1D 不会妨碍他们玩得开心，但他们的健康应该始终放在第一位。

在大学里，当我经常出去参加派对时，我会为自己建立一个"安全网"。我会确保聚会上至少有一个人知道我患有T1D，同时知道如果我开始表现得很古怪时该怎么办。我也经常在聚会期间避免喝太多酒，以防血糖降低而发生严重低血糖的风险。如果你与青少年和年轻成人患者就这些话题进行实事求是的交谈，并与他们一起为 T1D 照护制定积极可行的计划，你将给这些患者一种安全感和保证，他们就不必在性、饮酒、聚会或 T1D 之间做出选择。在大学里，你也应该告诉你的室友你患有 T1D，以及如果你发生了低血糖（尤其是在聚会后），他们应该怎么做。

Kathryn 的故事

我的名字叫 Kathryn Nagel，目前是一名住院医师，我在耶鲁大学完成了内科和儿科联合住院医师的最后一年。早在成为医生之前，我就已确诊 T1D。我 18 个月时被诊断出患有 T1D。下面是我的故事，这些经历极大地影响了我作为一名医生的道路，我希望也能对你有所帮助。

早期的 T1D 生活

人们总是以他们的诊断开始他们的 T1D 故事。不管是好是坏，我实际上不记得我的诊断，因为它发生在我 18 个月的时候。我从父母那里知道了很多关于这件事的信息，他们至今仍然记得那个难过的时刻，即使是在将近 30 年后的今天。对他们来说，这是一件惊天动地的大事，一切从此改变。在最初住院期间，有人告诉他们，我将永远无法过上正常的生活，很可能在我十几岁的时候就会病得很重。我的父母在我的整个童年时期都生活在这种恐惧中。

因此，在成长过程中，我下定决心要证明说这话的人是错的。从很多方面来说，我认为从小就被确诊是一件幸事。对我来说，我唯一知道的就是和 T1D 一起生活。在我还不知道如何读两位数的数字之前，我就已经能够测试我的血糖了。我知道出汗可能意味着低血糖。饭前注射胰岛素就像刷牙和摆好餐桌一样是常规操作。我从不为自己的疾病或别人对我的要求而生气，因为对我来说，生活就是这样。

我也非常幸运有父母的支持。他们了解这种疾病的严重性，并教会我在不自怜的情况下小心地平衡自我接纳和宽恕。我们家里没有"坏"数字，只有在事情不在范围内时解决问题的时机。从很小的时候起，我就被教导参与解决问题。从选择注射部位到最终调节胰岛素剂量，我的父母总是鼓励我参与到糖尿病的照护中，并在病情发展的情况下尽快采取行动，在整个过程中一直向我提供支持。归根结底，我是抱着一种积极的态度长大的，这极大地影响了我之后的疾病生活。

童年时代

小时候，我们家有两个目标：保持 HbA1c 水平在一定范围内，以及过正常的生活。糖尿病受到重视，但参与儿童时期的所有正常活动也同样受到重视。父母告诉我，患有糖尿病的孩子可以做其他孩子能做的任何事情，只是需要做更多的准备。我很幸运有一个丰富而充实的童年。我踢足球，在别人家过夜，参加学校旅行，也和家人一起旅行。

糖尿病在所有活动中都必须得到重视（例如，在足球比赛前检测血糖，随身携带果汁，旅行时带医生证明，以及携带额外的必需品），但绝不让它成为阻碍。更重要的是，绝不能以糖尿病为借口不做任何事情。如果我的血糖过低，不得不坐在外面几分钟，那么这也只是本来就有可能发生的事情，但我深深地意识到，永远不要以糖尿病为借口。当我长大后，这种自律对我很有帮助。

我经常与父母和医生发生冲突的一个原因是过度控制，尤其是对一些小事情，即对他们来说很"小"的事情对我来说却很"大"。我的医生总是希望我在更多的部位进行注射，但我坚持只选择胳膊和腿。我们最终相互妥协了，我没有被迫使用我不想使用的部位，而是被鼓励在我感到舒适的部位轮换注射。此后，我在工作中遇见的很多孩子身上也发现了类似的固执现象。对成年人来说可能很小的事情，比如给自己腹部注射，对孩子来说可能是大事。重要的是要认识到这些选择对这个年龄的人来说有多"大"，并让他们参与讨论，让他们控制一切可以合理完成的事情。

也许与我的家人和医疗团队冲突的最大来源，是我坚持不接受过渡到泵治疗。当我被诊断时，当时还没有现代化的泵或持续血糖监测仪。事实上，当时也没有赖脯胰岛素和甘精胰岛素。我使用注射器抽取小瓶中的中效胰岛素和普通胰岛素，用一个花 2 min 才能得到一个读数的仪表来测试我的血糖。随着新的胰岛素和技术的出现，我尝试过它们，但有一个改变是我不愿意做的：转用胰岛素泵。

从我 10 岁开始，我的医生一直试图说服我使用泵，他们认为我一旦习惯就会喜欢。然而，我的父母了解我的性格，他们明白违背我的意愿做出如此重要的决定会对我造成伤害。他们与我达成了一项协议：如果我将 HbA1c 水平保持在合理范围内，就没有人会因我选择的治疗方法而为难我。如果我的 HbA1c 水平超出范围，我们再重新讨论。他们对我的授权和信任，在我进入青春期并成长为一个 T1D 成年人时，被证明是极其重要的。

青春期

青春期是个性化和自我意识形成的时期。T1D 在这一过程中为青少年带来了重大挑战。事实上，我认为 T1D 的某些要求与这个年龄段的发展要求完全相反。患有糖尿病的青少年被教导要依赖父母和医生，并被迫与他们分享大量个人信息。这与青春期应该发生的个性化不一致。与医生和父母分享所有电话号码和日常生活中的私密细节会让你感受到很大的侵犯。青少年，特别是青春期少女，容易出现扭捏、害羞甚至自卑的倾向，即使是每 3 个月的 HbA1c "成绩单"也很难改变上述情绪。

十几岁的时候我非常独立，可能比一般青少年更独立。高中护士不知道我的名字，这让我感到骄傲。虽然这可能有些极端，但我认为在对我的电话和临床表现进行严格审查时，我所感受到的侵犯感是相当普遍的体验。在很多医生那里看病时我是哭着离开的。我记得我对被人居高临下地谈话特别敏感。多年来我一直在管理这种疾病，我是这方面的专家，就像我是自己身体方面的专家一样。

我认为以任何方法与 T1D 共存的人，都可以成为该疾病的专家。作为一名医生，我总是努力承认这一事实，并尊重我的年轻患者的经验。虽然他们在很多方面可能需要帮助，但事实是他们有很多经验可以教给我们。我更愿意接受和信任一个尊重我的人，而不是一个像对待小孩子一样和我说话的人。

虽然我不确定我生活中的成年人是否意识到了这一点，但在那些艰难的岁月里，我经历了很多恐惧和焦虑。这很难控制，虽然我从来不会承认任何表达脆弱的情绪，但我的确感到非常脆弱。

我经常惊讶于现在控制我的糖尿病比以前容易多了。这其中有些只是因为青少年生活的混乱——但老实说，作为一个目前正在疯狂工作的住院医师，我认为很多都是激素造成的。它们真的会影响你的血糖。

高中毕业后，我在一个女孩糖尿病夏令营工作了一段时间，我是一群 15 岁女孩的顾问。与我的经历类似，她们的担忧并不总是与她们的医生和父母一致。但并发症是一个模糊的概念，并没有被详细说明。HbA1c 在他人的判断中更为重要，而对你未来的健康影响较小。糖尿病对你与同龄人交往的影响可能是你想得最多的，如约会、密切交往（带着泵输注管时该如何做），以及喝酒等。此外，若当你在处理如此棘手的疾病时经常感到失败，你如何培养自尊？

像我一样，这些女孩会不惜一切代价隐藏自己的弱点，通常表现得毫不在乎。年轻人需要支持，其中很大一部分支持来自父母和医疗专业人员，但他们也需要同龄人的支持。帮助这些年轻人维持足够的自尊，能够与他们的朋友和潜在的伴侣分享他们的病情细节，这是我们能为他们提供的最重要的服务之一。

在这段时间里，我做的最重要的事情是培养了我对自己患有糖尿病的积极心态。我觉得没有必要隐瞒，这让我在离开家上大学后得到了我需要的支持。如果只有一件事是医护人员在青少年中应该关注的，那就是他们应该培养积极的自我意识和与糖尿病建立积极的关系，无论多么困难和令人沮丧。

青年期

年满 18 岁并最终被认可独立，这对我来说是非常令人兴奋的。作为一个总想拥有自主权的人，我喜欢自己去看医生。当然，刚开始有很多挑战性的事情。我认为最困难的部分是学习如何浏览保险和订购我自己的医药用品，过去我一直没有意识到这有多么复杂。我知道因为我患有糖尿病，父母对我去上大学感到非常紧张。虽然我感觉没那么糟，但也有些害怕。他们给我买了一台 Dexcom 持续血糖监测仪，如果我夜间血糖过低，它会叫醒我。当然，我并不总是佩戴它（我发现这件事很烦人），但我意识到父母担心我夜间低血糖，这可能是非常严重的，尤其是他们无法帮忙。

作为一个年轻人，我成功的关键是我拥有一群非常支持我的朋友。我患病这件事一点也不感到难为情，所以认识我的人都知道我得了糖尿病。虽然有很多人对这种疾病一无所知，但我很乐意分享，我亲近的朋友是我最大的支持者。当我们开始用酒精做实验时，他们设计了一个游戏来检查我的血糖水平，有时我们也会猜测和检测他们的血糖水平。我觉得我并不是唯一一个患有这种疾病的人，如果有什么地方出了问题，我周围有很多人知道该做什么，以及如何帮助我。

和许多年轻人一样，我22岁之前一直找儿科内分泌专家看病。因为最初的医生和我并不合拍，所以找成人内分泌医生看病的过渡是很困难的。他让我非常生气，使我的血压飙升，而他却建议我服用降血压药物。他对我了解不多，似乎也没有兴趣和我交流，所以我不信任他，也不愿意听他说的任何话。

我随后了解到，与医疗服务提供者建立信任关系可以顺利过渡，而且医生和患者建立一种治疗统一体关系也至关重要。作为一个年轻人，你很容易说服自己，只要有人继续给你开胰岛素和药物，你就没事了。这真的很遗憾，因为有一个医疗团队在你身边帮助你度过成年早期是很有帮助的。我最终找到了一位了解我性格的医生，她从不告诉我该怎么做，她了解过我的内心困惑，并愿意开诚布公地讨论治疗方案。她指导我按照自己的方式尝试胰岛素泵疗法，并支持我自己做决定。

对于患有糖尿病的年轻人来说，医生和父母认为重要的东西和年轻人认为重要的东西之间可能存在分歧。对我来说，能够过上正常的生活比过上完美的生活方式、维持完美的血糖和HbA1c值要重要得多。有一个理解这一点且不对我评头论足的医生是非常重要的。虽然让年轻人了解他们行为的后果很重要，但认识到他们的发展状况也很重要。在我的童年时代，糖尿病基本上不妨碍我像同龄人一样生活，这一点至关重要。我不愿意说："哦，我是糖尿病患者，我不能那样做。"这种心态让我没有对自己的患病产生怨恨，我坚信这是我成功地与之相处的一个重要部分。

对我来说，我在青年时期做的最有价值的事情之一就是参与到其他患有糖尿病的年轻人群体中去。我很幸运地找到了一群充满激情的同龄人，并且后来成了很好的朋友，也组成了一个相互理解、支持的关系网。我们的倡导进一步加深了我们的赋权感，并使年轻的糖尿病患者生活变得更加容易。虽然这个倡议并不适合所有人，但我认为与其他有过类似经历的人建立联系会非常有帮助。作为一名医生，我在年轻的糖尿病患者中看到的最糟糕的事情是他们试图完全独自做事。青年期是一个动荡的时期，但有了一个值得信任的医疗团队和支持他们的朋友，就可以成功和顺利地度过。

致为 T1D 年轻人提供服务的医务工作者

感谢你们关心和服务这个最特殊的群体。如果我要给出一条建议，那就是：目前还没有可以治愈这种疾病的药物或技术。即使是最高技术的泵、动态血糖监测、速效胰岛素和智能基础输注，也无法保持完美的结果。这些东西可以而且会有所帮助，但事实是，一种好的老药和注射器也可以做到这一点。解决方案在于患者，作为医疗服务提供者，我们能为患者做的最有效的事情就是让他们能够掌控自己的疾病并进行治疗。技术和新胰岛素无疑会有所帮助，医疗服务提供者的支持也至关重要，但即使是最好的技术和最有爱心的医疗提供者也无法减轻这种疾病的负担。

与其通过浏览数据来关爱患者，不如与他们聊聊天，把他们当作"人"来了解。帮助他们认识自己，并教导他们尊重自己。治疗这种疾病的过程是非常令人印象深刻的。如果我们能帮助年轻人意识到他们的潜力，为自己和他们所完成的一切感到自豪，我们就已经帮了大忙。

结　论

Patrick 表示，T1D 的日常生活也有起伏，他认为每个患有 T1D 的人无论脾气大小都有感觉自己要崩溃的时候，就好像你周围的世界正在崩塌，而你对此无能为力一样，无论你多么努力，你的血糖水平都不会维持在正常范围内。另外，Kathryn 几乎所有的生活都受到了糖尿病治疗的影响，但她所传达的信息是，糖尿病不会妨碍你在任何事情中获得成功。作为一个医务工作者，重要的是倾听并理解患者每天面临的挑战。向患者证明他们处在良好的管理中，而不是孤单的，这将给患者带来他们需要的安慰，让他们接受你的建议，并建立信心管理好自己生活。

第 2 部分

2 型糖尿病

非酒精性脂肪性肝病与儿童糖尿病的关联

第 17 章

Nicola Santoro, Rachel Goldberg-Gel, Sonia Caprio

儿童非酒精性脂肪性肝病（NAFLD）

非酒精性脂肪性肝病（NAFLD）是肥胖症最常见的并发症，也是儿童最常见的肝病[1]。据估计，儿科 NAFLD 的患病率约为 3%~8%，在肥胖青少年中可高达 35%~50%[1-3]。NAFLD 的患病率与男性和种族相关，西班牙裔青少年患 NAFLD 的风险最高，而非裔美国人似乎即使存在严重肥胖和胰岛素抵抗的情况也具有保护性影响[3-4]。NAFLD 涵盖了不同严重程度的疾病，从简单的肝内脂肪积累（脂肪变性）到非酒精性脂肪性肝炎（NASH）、肝硬化和肝细胞癌（HCC）[3,5]。

由于缺乏前瞻性研究[6-7]，早发性 NAFLD 的长期后果尚不清楚。Feldstein 及其同事的一项回顾性研究表明，青春期 NAFLD 的发病与生命第 2 个 10 年终末期肝病的高风险相关[6]。尽管是一种常见疾病，但导致 NAFLD 的确切机制在很大程

N. Santoro (✉) · R. Goldberg-Gel · S. Caprio
Yale-New Haven Children's Hospital, Department of Pediatrics,
Yale School of Medicine, New Haven, CT, USA
e-mail: nicola.santoro@yale.edu

© Springer Nature Switzerland AG 2021
W. V. Tamborlane (ed.), *Diabetes in Children and Adolescents*, Contemporary Endocrinology,
https://doi.org/10.1007/978-3-030-64133-7_17

度上仍不清楚。肝内脂肪积累似乎至少由 3 个主要机制驱动：①脂肪组织脂肪分解，约占肝脏游离脂肪酸（FFA）的 60%；②肝脏新生脂肪生成——负责将碳水化合物转化为脂质的机制，约占肝内脂肪的 25%；③膳食脂质因素约占肝内脂肪的 15%[8]。这 3 种肝脏脂肪酸来源之间的不平衡可能在 1 型和 2 型糖尿病的 NAFLD 发展中起主要作用。

NAFLD 与肥胖、胰岛素抵抗和 2 型糖尿病（T2D）的关系

对儿童和青少年的研究表明，NAFLD 的后果不仅仅局限于肝脏。D'Adamo 等人研究证明，肝内脂肪含量本身 [独立于内脏脂肪、肌内脂肪、年龄、性别及体重指数（BMI）] 是导致肥胖的年轻人易患糖尿病和 T2D 的肝脏、脂肪和肌肉胰岛素抵抗的主要决定因素，致使肥胖的年轻人易患糖尿病前期和 T2D[9]。一项关于儿童和成人 NAFLD 和 NASH 的联合研究发现[10]，青少年 NAFLD 患者较高水平的肝内脂肪含量和炎症与糖尿病前期和 T2D 的易感性增加相关[11]。特别是有研究表明，与男孩相比，患有 NAFLD 的女孩患糖尿病前期的概率大约高 1.6 倍，患 T2D 的概率高 5 倍。NASH 在 T2D 青少年中（43.2%）比正常糖耐量人群（22%）更普遍[11]。同样，患有糖尿病前期和 T2D 的青少年患脂肪性肝炎的风险比糖耐量正常的肥胖青少年的风险更高[11]。

虽然 NAFLD 与 T2D 之间的联系机制尚不清楚，但 FFA 的肝内积聚可能引起二酰甘油（DAG）和神经酰胺类物质过量产生，进而影响肝脏中的胰岛素信号通路，导致肝脏葡萄糖生成增加[12-13]。NAFLD 青少年患者发生代谢变化的总体影响，加剧

了青春期自然发生的胰岛素抵抗程度，从而导致糖尿病前期和 T2D[14]。

NAFLD 与胰岛素抵抗的因果关系尚不清楚。最近，Trico 等人对 73 名患有脂肪肝的肥胖青少年进行了为期 2 年的随访[15]。2 年后约 25% 的参与者发展为 NAFLD。特别值得注意的是，那些发展为 NAFLD 的人在基线时就有较严重的胰岛素抵抗。这项研究虽然规模很小，但证明了胰岛素抵抗可能是 NAFLD 形成的基础。然而，在肝脏中积累的 FFA 的量可能超过肝脏清除它们的能力，这很可能也起到了作用。因此，DAG 和神经酰胺等化合物的产生促使胰岛素抵抗恶化，从而形成难以打破的恶性循环。

NAFLD 和 1 型糖尿病（T1D）

关于 T1D 与脂肪肝之间关联的信息很少且存在争议。对成人和儿童的研究表明，这两种情况之间可能存在关联，但致病基础尚不明确。在一项针对 106 名 8 个月至 15 岁 T1D 儿童的研究中，11.3% 的患者检测到脂肪肝，与未检测到脂肪肝的患者相比，脂肪肝的存在与血糖控制较差相关[16]。成人 T1D 患者的脂肪肝患病率往往高于儿童，从 24%[17] 到 50.2%[18-19]。有趣的是，在最近一项对新诊断的中国糖尿病患者的研究中，与长期控制良好的 T1D 患者（15.4%）相比，确诊时有酮症的患者的脂肪肝患病率明显增高（61.8%）。其中存在的问题是在许多情况下使用了超声，超声不被认为是检测 NAFLD 最好的技术，肥胖对检测的影响并没有被考虑进去。最近一项对接受过肝活检的糖尿病患者进行的回顾性研究报告称，T1D 和 T2D 患者发生脂肪变性和肝硬化的风险相似，这些患者的潜在混杂因素包括性别、年龄和肥胖状态[21]。

最近，使用磁共振成像（MRI）评估肝脏脂肪含量的研究表明，成人 T1D 患者中脂肪肝的患病率约为 9%[22]。两项针对 T1D 成人的研究发现，与对照组相比，T1D 患者的肝脏脂肪含量较低 [23-24]。有趣的是，使用 MRI（检测肝内脂肪的可靠技术）进行的研究往往显示，T1D 受试者中 NAFLD 的患病率低于对照组 [23-24]。造成这些差异的原因尚不清楚，但一种可能是外源性胰岛素有效地阻断了脂肪组织脂解和 FFA 从脂肪组织到肝脏的回流，特别是在血糖控制较好的患者中。脂肪组织脂解可能是非肥胖个体肝脏 FFA 的主要来源。尽管有证据证明这一潜在机制，但仍需要前瞻性研究来更全面地描述青少年 T1D NAFLD 患者的病理生理，因为关于这两种疾病之间关系的许多问题仍未得到解答。

NAFLD 的治疗

目前没有批准的治疗 NAFLD 的药物，主要的治疗方法是改变生活方式，如鼓励健康饮食和减肥。儿童和青少年的最新研究数据表明，饮食中添加的糖和一些膳食脂肪酸可促进 NAFLD 的发病和进展。因此，最近的饮食干预侧重于从饮食中减少或消除这些成分。在最近一项为期 8 周的开放标签、随机临床试验中，Schwimmer JB 等人表明以限制游离糖摄入量低于每日卡路里摄入量的 3% 为特征的干预措施，可将肝内脂肪含量通过 MRI 测量降低约 25%，将谷丙转氨酶（ALT）降低约 40%[25]。在另一项研究中，研究人员通过增加肥胖青少年 ω-3 多不饱和脂肪酸（PUFA）和减少 ω-6 PUFA 饮食控制脂肪酸的组成，MRI 证实超过 12 周的饮食控制可改善胰岛素抵抗及脂质谱 [26]。

除了饮食干预，一些药物也已经在成人和青少年 NAFLD 患者中进行了试验。2011 年，Lavine J 等人在一组经活检证实为 NASH 的青少年中，进行了二甲双胍和维生素 E 对比安慰剂

的测试 [27]。这是一项为期 96 周的研究，主要结果是与基线值相比 ALT 降低 50% 以上。虽然在研究结束时服用二甲双胍和维生素 E 的受试者比服用安慰剂（28%）表现出更大的组织学特征改善，但这些差异没有统计学意义 [27]。最近，NASHCRN 联盟的研究人员测试了酒石酸半胱胺缓释剂（CBDR）与安慰剂对青少年脂肪肝的影响。主要结果是在 52 周内肝脏组织学的改善。在研究结束时，CBDR 治疗组（28%）和安慰剂组（22%）之间的肝脏组织学没有差异 [28]。因此到目前为止，没有一项治疗青年 NAFLD 的临床试验是成功的。

更令人鼓舞的是来自成年人的研究数据。最近的研究集中在抗糖尿病药物作为脂肪肝治疗的作用上。Kenneth Cusi 的开创性研究表明，吡格列酮可有效降低糖耐量受损或糖尿病及 NAFLD 成年患者的肝内脂肪含量，改善肝脏组织学 [29]。

近年来更多的成人研究主要集中在胰高血糖素样肽 1（GLP-1）类似物和钠 - 葡萄糖协同转运蛋白 2（SGLT2）抑制剂对 NAFLD 的影响上。在一项双盲安慰剂对照试验中，Armstrong 等人证明利拉鲁肽 48 周治疗在糖尿病患者 NAFLD 的缓解方面优于安慰剂 [30]。正如预期的那样，使用利拉鲁肽的患者在干预过程中也经历了显著的体重减轻。其他研究表明 [31]，GLP-1 类似物治疗可显著改善肝脏病变，包括肝纤维化，这是 NAFLD 一个令人担忧的特征，因为它是肝硬化的前奏。

使用 SGLT2 抑制剂作为 NAFLD 治疗剂的应用是近年才出现的。Erikson 等人已经证明，在 T2D 和 NAFLD 患者治疗 12 周后，达格列净治疗可使肝内脂肪含量减少 18%[32]。类似地，Kuchay 等人发现，在改善 T2D 患者肝内脂肪含量方面，恩格列净优于标准治疗（降糖药物和饮食建议）[33]。

虽然这些研究提供了非常令人鼓舞的数据，但主要问题是，

一旦干预停止，NAFLD 表现就会重新出现。这些干预措施可能
在未来不是作为一种治愈的方法，而是用于降低 NAFLD 的程度。
此外，在成人身上测试的抗糖尿病药物都没有在儿童中测试过。
后者是一个重大的知识缺口，需要加以解决，以便为越来越多
早期患 NAFLD 的青少年提供有效治疗。

参考文献

[1] Goldner D,Lavine JE.Nonalcoholic fatty liver disease in children: unique considerations and challenges. Gastroenterology, 2020. https:// doi. org/10.1053/j.gastro.2020.01.048.

[2] Schwimmer JB, et al. Obesity, insulin resistance, and other clinicopathological correlates of pediatric nonalcoholic fatty liver disease. J Pediatr, 2003, 143:500–505. https://doi.org/10.1067/s0022-3476（03）00325-1.

[3] Schwimmer JB, McGreal N, Deutsch R, et al.Infuence of gender, race, and ethnicity on suspected fatty liver in obese adolescents. Pediatrics, 2005, 115:e561–565. https://doi.org/10.1542/ peds.2004-1832.

[4] Browning JD, et al. Prevalence of hepatic steatosis in an urban population in the United States: impact of ethnicity. Hepatology, 2004, 40:1387–1395. https://doi.org/10.1002/hep.20466.

[5] Angulo P. Nonalcoholic fatty liver disease. N Engl J Med, 2002, 346:1221–1231. https://doi.org/10.1056/NEJMra011775.

[6] Feldstein AE, et al. The natural history of non-alcoholic fatty liver disease in children: a follow-up study for up to 20 years. Gut, 2009, 58:1538–1544. https://doi.org/10.1136/gut.2008.171280.

[7] Adams LA, et al. The natural history of nonalcoholic fatty liver disease: a population-based cohort study. Gastroenterology, 2005, 129:113–121. https://doi.org/10.1053/j.gastro.2005.04.014.

[8] Donnelly KL, et al. Sources of fatty acids stored in liver and secreted via lipoproteins in patients with nonalcoholic fatty liver disease. J Clin Invest, 2005, 115:1343–1351. https://doi.org/10.1172/jci23621.

[9] D'Adamo E, et al. Central role of fatty liver in the pathogenesis of insulin resistance in obese adolescents. Diabetes Care, 2010, 33:1817–1822. https:// doi.org/10.2337/dc10-0284.

[10] Lavine JE, Schwimmer JB. Pediatric initiatives within the Nonalcoholic Steatohepatitis-Clinical Research Network （NASH CNR）. J Pediatr Gastroenterol Nutr, 2003, 37:220–221. https://doi.org/10.1097/00005176-

200309000-00002.

[11] Newton KP, et al. Prevalence of prediabetes and type 2 diabetes in children with nonalcoholic fatty liver disease. JAMA Pediatr, 2016, 170:e161971. https://doi.org/10.1001/jamapediatrics.2016.1971.

[12] Samuel VT, Shulman GI. Nonalcoholic fatty liver disease, insulin resistance, and ceramides. N Engl J Med, 2019, 381:1866–1869. https://doi.org/10.1056/NEJMcibr1910023.

[13] Kusminski CM, Scherer PE. Lowering ceramides to overcome diabetes. Science, 2019, 365:319–320. https://doi.org/10.1126/science.aax6594.

[14] Amiel SA, Sherwin RS, Simonson DC, et al. Impaired insulin action in puberty. A contributing factor to poor glycemic control in adolescents with diabetes. N Engl J Med, 1986, 315:215– 219. https://doi.org/10.1056/nejm198607243150402.

[15] Trico D, et al. Metabolic features of nonalcoholic fatty liver（NAFL）in obese adolescents: fndings from a multiethnic cohort. Hepatology, 2018, 68:1376–1390. https://doi.org/10.1002/hep.30035.

[16] Al-Hussaini AA, Sulaiman NM, Alzahrani MD, et al. Prevalence of hepatopathy in type 1 diabetic children. BMC Pediatr, 2012, 12:160. https://doi.org/10.1186/1471-2431-12-160.

[17] Gaiani S, et al. Nonalcoholic fatty liver disease（NAFLD）in nonobese patients with diabetes: prevalence and relationships with hemodynamic alterations detected with Doppler sonography. J Ultrasound, 2009, 12:1–5. https://doi.org/10.1016/j.jus.2008.12.002.

[18] Targher G, et al. Prevalence of non-alcoholic fatty liver disease and its association with cardiovascular disease in patients with type 1 diabetes. J Hepatol, 2010, 53:713–718. https://doi.org/10.1016/j.jhep.2010.04.030.

[19] Targher G, et al. Nonalcoholic fatty liver disease is independently associated with an increased incidence of chronic kidney disease in patients with type 1 diabetes. Diabetes Care, 2014, 37:1729–1736. https://doi. org/10.2337/dc13-2704.

[20] Li TT, et al. Prevalence and clinical characteristics of non-alcoholic fatty liver disease in newly diagnosed patients with ketosis-onset diabetes. Diabetes Metab, 2018.https://doi.org/10.1016/j.diabet.2018.03.002.

[21] Harman DJ, et al. Prevalence and natural history of histologically proven chronic liver disease in a longitudinal cohort of patients with type 1 diabetes. Hepatology, 2014, 60:158–168. https://doi.org/10.1002/hep.27098.

[22] Cusi K, et al. Non-alcoholic fatty liver disease（NAFLD）prevalence and its metabolic associations in patients with type 1 diabetes and type 2 diabetes. Diabetes Obes Metab, 2017, 19:1630–1634. https://doi.

org/10.1111/ dom.12973.

[23] Llaurado G, et al. Liver fat content and hepatic insulin sensitivity in overweight patients with type 1 diabetes. J Clin Endocrinol Metab, 2015, 100:607–616. https://doi.org/10.1210/jc.2014-3050.

[24] Petit JM, et al. Type 1 diabetes is not associated with an increased prevalence of hepatic steatosis. Diabet Med, 2015, 32:1648–1651. https:// doi. org/10.1111/dme.12805.

[25] Schwimmer JB, et al. Effect of a low free sugar diet vs usual diet on nonalcoholic fatty liver disease in adolescent boys: a randomized clinicaltrial. JAMA, 2019, 321:256–265. https://doi.org/10.1001/jama.2018.20579.

[26] Van Name MA, et al. A low omega-6 to omega-3 PUFA ratio（n-6:n-3 PUFA）diet to treat fatty liver disease in obese youth. J Nutr, 2020. https://doi.org/10.1093/jn/nxaa183.

[27] Lavine JE, et al. Effect of vitamin E or metformin for treatment of nonalcoholic fatty liver disease in children and adolescents: the TONIC randomized controlled trial. JAMA, 2011, 305:1659–1668. https://doi.org/10.1001/jama.2011.520.

[28] Schwimmer JB, et al. In children with nonalcoholic fatty liver disease, cysteamine bitartrate delayed release improves liver enzymes but does not reduce disease activity scores. Gastroenterology, 2016, 151:1141– 1154. e1149. https://doi.org/10.1053/j.gastro.2016.08.027.

[29] Belfort R,etal. A placebo-controlled trial of pioglitazone in subjects with nonalcoholic steatohepatitis. N Engl J Med, 2006, 355:2297–2307. https:// doi.org/10.1056/NEJMoa060326.

[30] Armstrong MJ, et al. Liraglutide safety and effcacy in patients with nonalcoholic steatohepatitis（LEAN）: a multicentre, double-blind, randomised, placebo-controlled phase 2 study. Lancet, 2016, 387:679–690. https://doi.org/10.1016/s0140-6736（15）00803-x.

[31] Dong Y, et al. Effcacy and safety of glucagon-like peptide-1 receptor agonists in non-alcoholic fatty liver disease: a systematic review and meta-analysis. Clin Res Hepatol Gastroenterol, 2017, 41:284–295. https:// doi.org/10.1016/j.clinre.2016.11.009.

[32] Eriksson JW, et al. Effects of dapaglifozin and n-3 carboxylic acids on non-alcoholic fatty liver disease in people with type 2 diabetes: a double-blind randomised placebo-controlled study. Diabetologia, 2018, 61:1923–1934. https://doi.org/10.1007/s00125-018-4675-2.

[33] Kuchay MS, et al. Effect of empaglifozin on liver fat in patients with type 2 diabetes and nonalcoholic fatty liver disease: a randomized controlled trial（E-LIFT trial）. Diabetes Care, 2018, 41:1801–1808. https://doi.org/10.2337/dc18-0165.

儿童2型糖尿病的治疗现状

Stephanie Samuels, Michelle Van Name, Cindy Guandalini, William V. Tamborlane, Sonia Caprio

概　述

　　儿童2型糖尿病（T2D）的治疗相对"较新"，大约在25年前首次被介绍[1]。伴随着儿童肥胖症的流行，现今的年轻人被诊断为T2D的频率越来越高。儿童T2D在10岁之前不常见，并且在青春期女孩比男孩更常见（通常是2:1）。无论是否测量糖化血红蛋白（HbA1c）水平，通过口服糖耐量试验筛查超重和肥胖青少年，就可以确定那些通过强化饮食和运动干预就可以控制的青少年糖尿病患者。相反，其他在诊断时表现为糖尿病酮症酸中毒（DKA）或高血糖高渗综合征的T2D青少年患者，需要采用胰岛素进行起始治疗。

　　尽管在青少年诊断T2D时症状有很大差异，但该疾病由两个主要因素组成：在缺乏针对β细胞成分的抗体的情况下，由

S. Samuels (✉) · M. Van Name · C. Guandalini · W. V. Tamborlane
S. Caprio
Yale-New Haven Children's Hospital, Department of Pediatrics,
Yale School of Medicine, New Haven, CT, USA
e-mail: stephanie.samuels@yale.edu

© Springer Nature Switzerland AG 2021
W. V. Tamborlane (ed.), *Diabetes in Children and Adolescents*, Contemporary Endocrinology,
https://doi.org/10.1007/978-3-030-64133-7_18

于肥胖和青春期发育而导致的严重胰岛素抵抗与进行性 β 细胞衰竭。年龄在 10 岁及以上的患者，肥胖和抗 β 细胞抗体阴性是区分 T2D 和 1 型糖尿病（T1D）的标志。在美国，T2D 越来越多地被发现在某些种族的儿童中，如印第安人、非裔美国人和拉丁裔美国人，他们在美国一些医疗中心的新诊断病例中占了 50% 以上。这些患者通常有 T2D 家族史、黑棘皮病和代谢控制不良，这使他们很容易在早期出现微血管和大血管并发症。

儿童 T2D 的治疗

如前所述，许多被诊断为 T2D 的青少年最初需要胰岛素治疗，以快速逆转病情。这为临床医生提供了开始胰岛素治疗的机会，同时等待胰腺抗体检测结果，以确定肥胖的青少年是患有 T1D 还是 T2D。幸运的是，几乎所有的 T2D 患者都可以停用胰岛素，并改用 2 次 / 天的二甲双胍。

二甲双胍是一种双胍类药物，于 1999 年被批准用于青少年 T2D 患者，使其成为儿科 T2D 的公认治疗方法 [2]。二甲双胍可以减少肝脏葡萄糖生成，提高肝脏胰岛素敏感性，影响肠道微生物群，提高 GLP-1 水平，并限制炎症。开始使用二甲双胍治疗前,应首先评估患者的肾功能,因为二甲双胍通过肾脏清除,有报道称循环二甲双胍水平的毒性增加与肾小球滤过率降低及患者发生乳酸酸中毒有关。出于同样的原因，在静脉造影剂导致肾功能下降及脱水期间，建议避免使用二甲双胍。

当开始二甲双胍治疗时，二甲双胍的剂量应缓慢递增，以减轻胃肠道的不良反应。可以在早餐或晚餐时服用。单次剂量以 500 mg 开始，第二次剂量在 1 周后与另一餐一起添加，但如果胃肠道不良反应尚未解决，加量过程还可以减缓。每周（或更长时间）增加一次剂量，直到患者早餐服用 1000 mg，晚餐服用 1000 mg。然而并不是所有的患者都能够增加到最大耐受剂量。速释片配方有 500 mg、850 mg 和 1000 mg 片剂，也有 500 mg/5 mL 口服溶液。也有缓释片配方，包括 500 mg、750 mg 和 1000 mg。与速释片相比，缓释片的胃肠道不良反应更少，因此受到一些患者的青睐。缓释制剂也应被视为一种替代治疗策略，特别是对于不经常吃早餐或一天服用两次药物有困难的青少年。鉴于二甲双胍是 T2D 治疗的基础，并且 T2D 具有很强的遗传性，同时服用二甲双胍的 T2D 患者的父母可以与患儿一起服用药物，以支持和监督彼此。

腹部不适、恶心和腹泻是二甲双胍最常见的不良反应，尤其是在治疗早期。如前所述，这些问题可以通过进餐时服用二甲双胍和缓慢增加至最大耐受剂量来缓解。值得注意的是，随着时间的推移，这些不良反应会随着剂量的稳定或暂时减少而减少。长期使用二甲双胍进行治疗也与成人 B_{12} 缺乏症有关，一些临床医生每年监测患者的 B_{12} 水平和（或）建议患者使用多种维生素进行预防性治疗。二甲双胍的一种有益的潜在不良反应是体重减轻，这已经在超重/肥胖的青少年中被报道过。最近的一项研究观察了二甲双胍作为胰岛素辅助治疗在患有 T1D 的超重青少年中的有效性和安全性。虽然二甲双胍治疗具有良好的耐受性，并伴有适度的体重减轻，但未观察到代谢控制的改善 [3]。

近期研究表明，大多数已经停用胰岛素的 T2D 青少年在疾病早期仅用二甲双胍就能很好地控制病情 [4]。然而，在基线平均 HbA1c 水平为 5.9% 时，近 50% 的受试者仅用二甲双胍治疗，在大约 12 个月内 HbA1c 水平将提高到 8.0% 以上。因此，二甲双胍单药治疗失败时需要胰岛素的挽救治疗，而胰岛素是美国食品药品监督管理局（FDA）批准用于青少年 T2D 患者除二甲双胍外唯一的药物 [5]。令人不安的事实是，大多数 T2D 青少年患者单用胰岛素治疗或联合二甲双胍治疗效果不佳。

胰岛素

随着糖尿病病程的延长，通常需要胰岛素的附加治疗。与 T1D 青少年相比，T2D 青少年可能只需要基础胰岛素来改善血糖控制，当二甲双胍单药治疗失败时胰岛素可作为挽救治疗药物。基础胰岛素的初始剂量为 0.25~0.5 U/（kg·d），然后根据需要逐渐增加剂量。长效胰岛素类似物（甘精胰岛素和地特胰岛素）已经取代中效胰岛素用于基础胰岛素治疗，第一种超长效胰岛素类似物德谷胰岛素正被越来越多地使用。事实上，我们最近的报道显示，为控制不良的 T2D 青少年转换为德谷胰岛素制剂治疗是降低 HbA1c 水平的有效手段 [6]。相比之下，在我们的糖尿病治疗中，患有 T1D 的青少年在改用德谷胰岛素时，代谢控制没有改善（表 18.1）。

表 18.1　德谷德克可降低 T2D 患者而非 T1D 患者的 HbA1c [6]

HbA1c	0 个月	3 个月	6 个月
T1D（n = 82 例）	10.0%	10.1%	10.1%
T2D（n = 16 例）	10.6%	9.7%	8.3%

由于几乎所有 T2D 青少年都超重或明显肥胖，浓缩胰岛素也是解决这些患者可能需要高剂量胰岛素的一个有用工具。除了 100 U/mL 的制剂外，甘精胰岛素笔的浓度为 300 U/mL，德谷胰岛素笔的浓度为 200 U/mL。与每天注射两次剂量的基础胰岛素相比，在单次注射中可以注射更大剂量的胰岛素可能是一种更现实的优化青少年依从性的方法。与同等剂量的 U100 甘精胰岛素相比，U300 甘精胰岛素作用持续的时间更长。

美国糖尿病协会（ADA）和国际儿童和青少年糖尿病协会（ISPAD）建议，青少年 T2D 和 T1D 的治疗目标应该是达到并保持 HbA1c 水平 < 7.5%。许多 T2D 儿童患者在初始治疗优化后可以达到 HbA1c < 6.5% 的目标。然而在 T2D 青少年患者中，如果基础胰岛素联合二甲双胍或不联合二甲双胍都不能达到这一目标，临床医生应该在方案中加入速效胰岛素。速效胰岛素包括速效门冬胰岛素、赖脯胰岛素和赖谷胰岛素。赖脯胰岛素是 200 U/mL 的浓缩胰岛素，而 Fiasp 是一种超速效门冬胰岛素。速效胰岛素的剂量是可变的，应根据患者的需要个体化制定。餐前给药的一种方法是从一天中最丰盛的一餐开始，根据需要添加其他餐的剂量。重要的是在一些 β 细胞功能尚存的 T2D 青少年中，由于残留的内源性胰岛素对餐后高血糖产生的影响，精细调节餐前剂量可能没有必要。对于一些青少年来说，简化的剂量可能是更可取、也更现实的管理计划，如每餐固定 30 U 的剂量。

每天 1~2 次预混胰岛素（速效和中效胰岛素的固定比例）通常用于治疗 T2D 青少年。同样的残余 β 细胞功能可以补偿在没有胰岛素餐前大剂量的情况下发生的胰岛素 – 葡萄糖不匹配。预混胰岛素对于那些基础剂量难以控制的年轻患者是一个有效的方法，它也可以用于全天间歇性进食的患者。

儿科糖尿病联盟（PDC）最近比较了 T1D 和 T2D 青少年之间的差异。在该研究中，患有 T2D 的青少年多为女性、超重 / 肥胖及来自低收入、少数族裔家庭；患有 T1D 的青少年在诊断时多表现为 DKA，且平均 HbA1c 水平较高。两组中超过 70% 的患者在 6 个月内达到目标 HbA1c < 7.5%，但与 T2D 组相比，更少的 T1D 患者在 6 个月后的 3 年内持续保持目标 HbA1c 水平。此外，401 名登记注册时糖尿病持续时间 ≥ 24 个月的 T2D 参与者中，47% 不需要胰岛素治疗。T2D 参与者的中位 C 肽水平为 1.43 mmol/L，而 T1D 参与者中位 C 肽水平仅为 0.06 mmol/L[7-8]。因此，尽管儿童和青少年 T2D 的家庭面临更大的社会经济障碍

和不良糖尿病结果的风险，但残余内源性胰岛素分泌的更大保留可能有助于 T2D 儿童和青少年在糖尿病诊断后的第一个 3 年内保持 HbA1c 水平达标的能力。

尽管在接受二甲双胍和胰岛素治疗时 C 肽水平升高，但许多 T2D 青少年在治疗 2~4 年后 HbA1c 水平显著升高，原因仍有待确定。持续的体重增加和严重的胰岛素抵抗被认为起着重要的作用。此外，依从性欠缺是青少年 T2D 患者二甲双胍治疗失败的常见原因。在这些患者中，仅使用基础胰岛素的附加治疗可能很难管理。PDC T2D 登记显示，需要胰岛素治疗的 T2D 青少年很少能够将 HbA1c 水平降低到 < 7.5%。因此绝大多数治疗时间较长的儿童 T2D 患者迫切需要二甲双胍和胰岛素以外的新治疗方案。

为什么有这么多针对年轻 T2D 患者的新药临床试验失败了？

在 2019 年之前，根据 1999 年完成的一项关键性（尽管规模较小）3 期临床试验的结果，二甲双胍是 FDA 批准用于治疗 T2D 青少年的唯一药物。胰岛素也被批准用于儿童 T2D。然而这一批准并不是一项儿童研究的结果，而是根据胰岛素对 T2D 成人和 T1D 青少年的疗效推断出来的。尽管糖尿病新药种类众多，但只有一种新药在一年前被批准用于儿童糖尿病 [9]。监管机构不愿意将批准用于成人 T2D 患者的新药的疗效外推至包括青少年在内的患者，这是 20 多年来只有二甲双胍和胰岛素被批准用于青少年 T2D 患者的原因之一。

因多种原因，关键的 3 期试验未能招募、随机化和保留足够的参与者来确定治疗青少年 T2D 的新药的有效性和安全性。

早期的一个障碍是，监管机构要求进行初步的药代动力学和药效学（PK/PD）剂量测定研究，以确保随后批准用于成人的3期临床试验剂量不会使青少年暴露于这些新药的毒性水平。然而，这个要求是有问题的：首先，即使是简单的单剂量PK/PD研究，也需要相对较少的受试者2~4年才能完成。其次，这些研究是不必要的，因为儿童T2D仅限于年龄在10~18岁超重或肥胖的儿童和青少年。因此，这些PK/PD研究中的药物暴露与成人药物暴露相似或低于成人药物暴露，因为儿童参与者的体重与T2D成人相同或更大。根据这一经验，不再需要进行初步的PK/PD研究。

目前的一个问题是，在仍然相对较少的患者群体中，监管机构要求进行的研究太多了。由于美国儿童肥胖的流行，美国是T2D青少年人数最多的国家之一。然而，美国超过90%的患者来自弱势群体、社会经济水平低的家庭，患儿的父母无法因频繁的研究访问而耽误工作。这些临床试验的潜在受试者往往会错过预定的临床访问或失访，许多人难以坚持服药和执行其他与糖尿病相关的任务。此外，许多患者由于行为问题、抑郁症、其他精神疾病及使用非典型抗精神病药物，被排除在这些研究之外。有少数患者的父母往往对研究持怀疑态度。

监管机构规定的合格标准使挑战难度增加，由于排除50%~90%的潜在参与者，成功招募受试者几乎不可能。此外，由发起人制定并由监管机构认可的协议包含了一些不必要的参与障碍，如经常去测量早晨空腹血糖水平。最后，赞助商向临床中心提供的临床试验预算往往不足以支付实施方案的成本，以及启动和结束研究所需的许多活动。事实上，美国的学术研究人员对参与这些研究不感兴趣还有很多其他原因，尤其是作为一个单一中心单独工作时，机构的支持有限[10]。

完成儿童 T2D 临床试验的新联合方法

PDC 的目标是利用 PDC 协调中心和执行委员会的资源来改进研究方案，集中与赞助商的互动，并监督 PDC 临床中心的表现，所有这些中心都承诺作为一个团队而不是单个中心一起工作（图 18.1）。主要特点包括一个改进协议设计的咨询小组；协调中心和临床中心之间的主服务协议，包括保密协议和合同语言；与合同研究组织（CRO）/ 赞助商协商反映实际临床中心成本的标准现场预算；每周与首席风险官 / 赞助商召开电话会议，跟踪临床中心启动的进度；每月与研究者和研究协调员进行监督电话，以跟踪临床中心的表现，讨论注册策略，并发现新出现的问题。

这种联合模式在利拉鲁肽治疗青少年 T2D 的关键试验的完成过程中发挥了主要作用，而两个即将完成的儿童 T2D 研究中，PDC 中心在招募预期随机受试者数量方面发挥了关键作用。虽然联盟模型仍在进行中，但 PDC 最近已协助成功启动了新的 T2D 研究，并且正在就 PDC 参与其他糖尿病相关研究进行谈判。

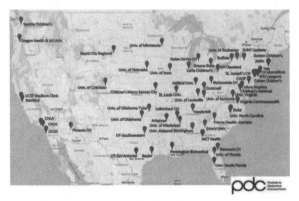

图 18.1 2020 年 1 月 1 日 PDC 临床中心图

利拉鲁肽在青少年 T2D 患者
中的 3 期临床试验

利拉鲁肽是自 1999 年二甲双胍获批以来第一个被批准用于青少年 T2D 患者的药物。在诺和诺德赞助的 ELLIPSE 研究中，10~17 岁的患者按 1∶1 的比例随机分配，接受为期 26 周的双盲利拉鲁肽（每天最多 1.8 mg/d）或安慰剂皮下治疗，然后是 26 周的开放标签延长期 [9]。纳入标准为体重指数（BMI）大于第 85 百分位数，HbA1c 水平在 7.0%~11.0%（如果患者仅接受饮食和运动治疗），或者在 6.5%~11.0%（如果他们接受二甲双胍治疗且使用或未使用胰岛素）。所有患者在试验期间均接受二甲双胍治疗。主要研究终点是 26 周后 HbA1c 水平与基线的变化，次要终点包括空腹血糖水平的变化，在整个试验过程中都进行安全性评估。

经过 4 年多的招募，共有 135 例患者接受随机分组，134 例患者接受了至少一剂利拉鲁肽（66 例患者）或安慰剂（68 例患者）治疗。两组的人口统计学特征相似。在 26 周的主要疗效终点分析中，利拉鲁肽的平均 HbA1c 水平下降了 0.64 个百分点，安慰剂的平均 HbA1c 水平上升了 0.42 个百分点。估计治疗差异为 −1.06 个百分点（$P < 0.001$），52 周时差异增加到 −1.30 个百分点（图 18.2）。利拉鲁肽组空腹血糖水平在两个时间点都有所下降，但安慰剂组有所上升。两组报告不良事件的患者数

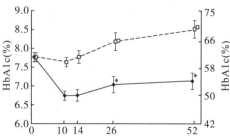

图 18.2　利拉鲁肽组（实线）与安慰剂（虚线）相比基线的变化 [9]。经许可使用

量相似 [利拉鲁肽组 56 例（84.8%），安慰剂组 55 例（80.9%）]，但利拉鲁肽组不良事件和胃肠道不良事件的总发生率较高。因此，在患有 T2D 的儿童和青少年中，最高达 1.8 mg/d 剂量的利拉鲁肽在 52 周内可有效改善血糖控制。

这项研究结果使 FDA 于 2019 年批准利拉鲁肽的使用，随后几项用于治疗儿童 T2D 的新药临床试验即将完成。我们预计这些新药的批准将改变儿童和青少年 T2D 的治疗。

参考文献

[1] Pinhas-Hamiel O, Dolan LM, Daniels SR, et al. Increased incidence of non-insulin-dependent diabetes mellitus among adolescents. J Pediatr, 1996, 128:608–615.

[2] Jones KL, Arslanian S, Peterokova VA, et al. Effect of metformin in pediatric patients with type 2 diabetes: a randomized controlled trial. Diabetes Care, 2002, 25:89–94.

[3] Libman IM, Miller KM, DiMeglio LA, et al. Effect of metformin added to insulin on glycemic control among overweight/obese adolescents with type 1 diabetes: a randomized clinical trial. JAMA, 2015, 314:2241–2250.

[4] TODAY Study Group. Metformin monotherapy in youth with recent onset type 2 diabetes: experience from the pre-randomization run-in phase of the TODAY study. Pediatr Diabetes, 2012, 13:369–373.

[5] TODAY Study Group. A clinical trial to maintain glycemic control in youth with type 2 diabetes. N Engl J Med, 2012, 366:2247–2256.

[6] Elahi S, Patel AD, Guandalini C, et al. Impact of switching youth with diabetes to insulin degludec in clinical practice. Endocr Pract, 2019, 25:226–229.

[7] Gregg B, Connor CG, Cheng P, et al. C-peptide levels in pediatric type 2 diabetes in the Pediatric Diabetes Consortium T2D Clinic Registry. Pediatr Diabetes, 2016, 17:274–280.

[8] Van Name MA, Cheng P, Gal RL, et al. Youth with type 1 and type 2 diabetes in the Pediatric Diabetes Consortium（PDC）Registries: comparing clinical characteristics and glycemic control diabetes. Medicine, 2020, 37:863–867.

[9] Tamborlane WV, Fainberg U, Frimer-Larsen H, et al. Liraglutide in children and adolescents with type 2 diabetes. NEJM, 2019, 381:637–646.

[10] Farrell R, Bethin K, Klingensmith G, et al. Barriers to participation in industry-sponsored clinical trials in pediatric type 2 diabetes. Pediatr Diabetes, 2017, 18:578–574.

耶鲁大学强化生活方式干预计划：对患有和不患有 2 型糖尿病的肥胖儿童与青少年进行强化生活方式干预

第 19 章

Mary Savoye, Paulina Rose, Stephanie Samuels, William V. Tamborlane, Sonia Caprio，Michelle Van Name

背　景

　　耶鲁大学强化生活方式干预计划（BB LSI）是为了满足和填补贫困家庭中患或不患有 T2D 的城市肥胖儿童的需求。20 多年来，这种以家庭为基础的生活方式干预一直是纽黑文市家庭的一种持续治疗选择。该计划有几个有益的因素，有助于年轻人达到目标。受试者由我们的儿科肥胖诊所、耶鲁大学初级保健中心的临床医生及纽黑文市的儿科医生推荐到我们的项目中：患或不患有 T2D 的肥胖青少年都有资格参加该项目。

M. Savoye (✉) · P. Rose · S. Samuels · W. V. Tamborlane · S. Caprio
M. Van Name
Yale-New Haven Children's Hospital, Department of Pediatrics,
Yale School of Medicine, New Haven, CT, USA
e-mail: mayr.savoye@yale.edu

© Springer Nature Switzerland AG 2021
W. V. Tamborlane (ed.), *Diabetes in Children and Adolescents*, Contemporary Endocrinology,
https://doi.org/10.1007/978-3-030-64133-7_19

强化生活方式干预计划（BB LSI）的设置

参与者年龄为 7~16 岁，BB LSI 中至少有一名家长或照护者在当地公立学校参加一次或多次为期 12 周的课程。所有课程都在晚上放学后和家长下班后举行。选择当地学校是因为我们社会经济多样化家庭的交通选择上的限制。我们本来预计纽黑文以外的郊区家庭不愿意每周长途跋涉 2 次来参加这个项目，但很多家庭选择了坚持参加。后来在市中心开发了第二个活动地点，以更好地为居住在纽黑文西班牙裔居民区的西班牙语人群服务。

计划模式

计划包括每周 2 次 50 min 的有监督锻炼和每周 1 次的营养 / 行为改变（7~10 岁儿童每次 30 min，11~16 岁儿童每次 40 min）。参与者和照护者一起参加所有营养相关的活动，但参与者和照护者的行为修正课程是分开进行的。参与者大约每 1~2 周称重 1 次，在为期 12 周计划的开始和结束时必须进行体重检查。还鼓励照护者称重，以表示对孩子的支持。在生活方式干预的第一次随机对照试验（RCT）中，该项目在最初的 6 个月每周举行 2 次会议，然后在最后的 6 个月每隔 1 周举行 1 次会议，分别对活动阶段和维持阶段进行建模[1]。

计划内容

BB LSI 的行为修正部分

该计划的行为修正部分由我们的注册营养师和社会工作者提供帮助。本章作者之一 Mary Savoye，开发的 Smart Moves 课程是关于行为矫正的。行为修正主题包括准备、设定、目标，识别高风险情况，环境工程，镜子，墙上的镜子，欺凌者、调侃者和其他令人讨厌的人，压力性饮食者的压力管理，理解疾病复发。方法包括自我意识建立、目标设定、刺激控制、重构、应对技能培训（CST）及应急管理等技术。高风险业务的主题是利用自我意识来帮助孩子识别饮食触发因素，CST允许孩子在同龄人面前扮演更健康、合适的行为来面对危险情况并接受反馈来应对风险。

虽然父母或其他照护者与他们的孩子一起参加营养主题课程，但他们不会一起参加行为修正课程，这给了孩子自主权和坦诚讨论的机会，这样更有效。父母和照护者分别参加他们成年人也会喜欢的行为修正课程。照护者的行为修正课程包括反映父母唠叨的主题。CST和焦点解决短期治疗方法（SOFT）是主要使用的技术。在我们的项目中，一项使用CST对超重儿童的家长进行的试点研究表明，与未使用CST的家长相比，父母具有好的结果趋势。SOFT也被证明是基于家庭的肥胖干预的有效咨询策略[2]，它的前提是专注于什么是有效的，而不是什么是无效的，并利用内在的品质帮助克服挑战。该小组的两项基本活动包括使用强度卡（显示积极特征）强调超重儿童的独特属性（图19.1）和写关于如何改善生活的信件。研究表明，SOFT可以增强肥胖儿童照护者的能力[2]，它是BB LSI的一个组成部分，强调父母在支持和塑造健康行为方面的重要性。

作为一个动态计划，我们每隔几年更新附加的内容。目前我们正在进行一项随机临床试验，以确定青少年增加正念是否能够比对照组（即传统的BB LSI）更大幅度地引起体重指数（BMI）下降。简而言之，正念包括以一种不批判的、易接受的方式将一

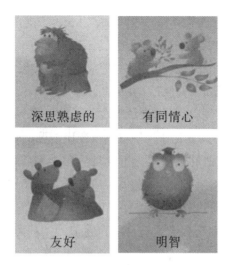

图 19.1　父母课程中使用的强度卡示例

个人的意识集中在当下。孩子们每周在远离体育馆的安静区域参加 6 次 40 min 的由认证的正念讲师讲授的课程（也欢迎照护者）。除了 BMI 外，我们还测量了接受了 6 周正念指导前后的患者的感知压力（通过问卷）、身体压力（通过唾液皮质醇测量）及食物摄入（卡路里、脂肪、糖）的情况。由于慢性压力与肥胖之间的关系，以及我们的许多孩子和父母报告的高水平压力，这可能对他们选择健康生活方式的能力产生不利影响，因此我们正在对该计划的这一部分进行调查。如果正念的增加能使青少年的 BMI 有更大的改善，它将被添加到该计划的行为修正部分。

BB LSI 的运动组成

　　体育活动对有或没有 T2D 的超重儿童的重要性怎么强调都不为过。体力活动通常会降低血糖并消耗能量，为需要控制血糖水平和减肥的超重 / 肥胖 T2D 儿童创造双赢局面。至少，增加体育锻炼可以防止体重过度增加。因此应鼓励患有 T2D 的青少年每天参加 30~60 min 的体育活动，并包括每周至少 3 d 的力量训练。力量训练包括使用阻力带或俯卧撑，但不包括举重，举重是青少年禁忌的训练。事实上，增加体育活动的目的是通过增加肌肉组织及减少体脂量来改善身体组成 [3]。这就是为什么测量身体成分的变化比仅测量体重变化更重要的原因。

BB LSI 计划的运动部分由运动生理学家协助。每节课包括热身、高强度有氧运动和休息。高强度运动包括各种各样的运动，如游泳、障碍训练、篮球、橄榄球、短跑及基本运动训练。高强度运动的主要目标是在运动期间维持 65%~80% 的年龄标准化的最大心率。为了实现这一目标，所有参与者都佩戴心率监测器，并使用 Borg 的感知强度量表来监测强度。每项活动都有运动指导，使每个孩子都能逐渐适应并增强力量和运动能力。这个小组不评判好坏，每个孩子都被鼓励尽最大努力。参与者也被鼓励每周在家多锻炼 3 d，并减少久坐行为。可以在健身网站上挑选具有挑战性的锻炼视频，作为额外活动的资源。

可以使用激励手段鼓励定期出勤。例如，在整个计划中，孩子们为每一节锻炼课或活动积累积分，或者可以获得"Bright Bodys Buck"（奖券）。为了提高多样性和参与度，还有一些特殊的锻炼活动，如跳舞、家庭瑜伽，以及与节日相关的活动，如"火鸡小跑"和"怪物跳"。孩子们喜欢这些活动。

BB LSI 的营养教育部分

该计划的营养教育部分采用非饮食的良好食物选择方法，强调低脂肪、营养丰富的中等分量的食物。一项对 BB LSI 的初步研究分析比较了那些使用非节食方法和结构化饮食计划（即严格饮食方法）的患者的 BMI z 值，结果显示 1 年后取得了良好的结果。也就是说，在第 1 年，"节食者"比那些使用非节食方法的人体重减轻的更多，但到第 2 年，那些使用非节食方法的人的 BMI z 值继续降低，而节食者则反弹到基线（图 19.2 ）[4]。该项目的非节食良好食物选择方法是所有营养话题的基础，包括你的饮料中有什么；确定分量，更好的选择食物；非节食方法，了解食品标签，打包食物——将午餐带到学校的好处和可心的食谱；传统食谱的成分替代。最初的营养课程侧重于为整个家庭减少含糖饮料，因为这一变化似乎对热量摄入产生了重大影响，并且是家庭计划的第一步。

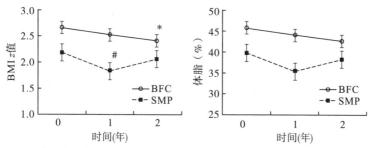

#：SMP 第 0 年与第 1 年相比 $P < 0.05$。*：BFC 第 0 年与第 2 年相比 $P < 0.05$。

图 19.2　节食与非节食方法的 BMI 标准分数和体脂百分比变化 [4]（经许可使用）。BFC：非节食方法；SMP：结构化饮食计划

我们的注册营养师使用 Smart Moves Workbook，它为所有主题提供了一致的结构。该计划的前 12 周提供了更多的营养主题，但到后 12 周，有相应的行为修正主题（图 19.3）。描述 T1D 青少年良好食物选择的其他信息见第 10 章。

第 1 周	定位、目标
第 2 周	团队动力和目标设定
第 3 周	你的饮料里有什么？
第 4 周	确定控制部分
第 5 周	保持食物记录
第 6 周	高风险事情：识别进食诱因
第 7 周	高风险事情：应对进食诱因
第 8 周	非饮食方法的体重管理
第 9 周	食品标签的意义
第 10 周	欺凌者、调侃者和其他讨厌的人
第 11 周	打包食物
第 12 周	快节奏生活

图 19.3 项目前 12 周的主题

照护者在 BB LSI 中的角色

干预患或不患有 T2D 儿童或青少年的生活方式时，作为家庭变化推动者的父母或照护者是至关重要的。父母或照护者通常购买食物、准备食物，并在家庭中起着榜样的作用。提供支持的家庭方式是至关重要的，这样孩子就不会感到被其他家庭成员孤立。儿童的成功取决于父母或照护者在改变家庭生活方式方面明智和积极的作用。这是父母或照护者在我们的 BB LSI 计划中发挥关键作用的主要原因之一。

奖励机制

强体计划 1 美元

由于该计划的最初目标是阻止这些超重儿童的体重增加，

我们通过为那些体重保持不变或减轻体重的儿童提供"Bright Bodies Buck"强体计划 1 美元来强化这一点。1 美元基本上是一张抽奖券,放进一个桶里,让他们每 3 周有 1 次机会可以赢得一张 20 美元的礼品卡。维持体重可以赚 1 美元,而体重减轻可以赚 2 美元。此外,如前所述,在运动部分孩子们在游戏中可获得积分,这些积分也会让孩子们得到美元。另一种获得奖励的方法是让孩子在我们的时事通讯上写一篇文章,通常在每 12 周周末发行。孩子有机会写一两段关于该计划如何帮助他们或他们最喜欢该计划的地方。时事通讯还包括季节性食谱、锻炼技巧和计划更新。

证 书

我们很早就知道,大多数儿童(包括成人)都希望自己的努力得到认可。在 12 周结束时,在结束仪式上颁发一份简单的证书,上面写上孩子的名字。每个孩子都前来领取证书,家人和工作人员都为他们鼓掌。

BB LSI 计划的成功之处

人体测量学和代谢改善

我们已经进行了几项随机临床试验,证明了耶鲁 BB LSI 在患和不患糖尿病前期或 T2D 的超重/肥胖青少年中的成功应用。2007 年发表于 *JAMA* 的一项大型随机试验中,我们发现 BB LSI 对超重儿童 12 个月时的身体成分和胰岛素敏感性有积极影响[1]。相比之下,随机分配到临床对照组的受试者在整个研究过程中体重、BMI 和体脂质量都有所增加。本研究在 24 个月后进行了随访,治疗效果持续良好[5]。

我们随后发现，与标准的临床管理相比，耶鲁 BB LSI 是一种更有效的方法，可以在 2 h 血糖升高的肥胖青少年中降低 T2D 的风险 [5-6]。此外，强化计划参与者的胰岛素敏感性指数显著改善。最近，我们发现 BB LSI 也适用于肥胖和糖尿病前期的成年女性（图 19.4）[7]。事实上，该课程目前正被用于一项调查患有先兆子痫和子痫女性从分娩到产后 6 个月的 BMI 和心血管结果的研究。因为抗精神病药物往往会导致严重的肥胖，最近一家精神病医院向服用抗精神病药物的青少年提供该项目，以帮助他们减少体重增加。

BB LSI 在国际上也得到了应用，例如在智利的康塞普西翁和圣地亚哥，其研究结果与我们早期研究的结果一致。此外，Smart Moves 课程在美国 30 多个地点开设，包括大学、学校、保留地、政府中心及诊所。科威特的一家糖尿病中心也开始为

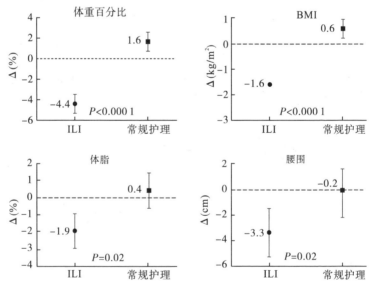

图 19.4 强化生活方式干预（ILI）与常规护理在西班牙裔肥胖女性人群中的结果 [7]（经许可使用）

患和不患 T2D 的肥胖儿童和青少年开设 Smart Moves 课程。

社会心理改善

除了人体测量学和代谢方面的改进外，该计划还包括改进的社会心理措施。Piers-Harris 自我意识量表（PHSCS）是一个简单的"是或否"量表，包含 80 个问题，由孩子填写。它衡量孩子如何看待自己，包括 6 个类别：行为调整、智力和学校状况、外表和属性、摆脱焦虑、受欢迎程度、幸福和满足感。总分越高，说明自尊心越强。项目总分前后的比较在应用 BB LSI 6 个月后显示出有统计学意义的增加[4]。

由于我们是一个以家庭为基础的项目，花了相当多的时间在开展良好沟通和支持的重要性上，我们还使用 McMaster 家庭评估设备（FAD）来衡量家庭功能。这份问卷由父母完成，他们对每一项描述他们家庭的程度进行评分（非常同意或非常不同意）。该问卷的子量表包括问题解决、沟通、角色（责任划分）、情感反应（表达爱和其他感觉）、情感参与（对彼此的兴趣）、行为控制（如何表达和维持行为标准）和一般功能（整体家庭功能）。2016 年，我们确定了基线自我尊重和家庭功能调节治疗效果。具体而言，BB LSI 在自尊心低且家庭功能不佳的青少年中表现得优于常规临床护理，自尊心强和家庭功能强的青少年在两组中都表现良好[8]。这些结果表明 BB LSI 对自尊心低和家庭功能不健全的年轻人更为有益。

适度减肥改善控制血糖

虽然体重管理只是肥胖儿童治疗的一部分，但糖尿病前期和 T2D 儿童即使轻度减轻体重也可以显著改善血糖水平。参加耶鲁 BB LSI 的很多儿童和青少年都有体重减轻，T2D 儿童和青少年血糖控制有了一定改善。耶鲁大学 BB LSI 的成功案例包括适度减肥和青少年减肥超过 100 磅（1 磅约为 0.45 kg）。有趣的是，在这两种极端情况下，我们都有 T2D 青少年能够停用二甲双胍和速效胰岛素的案例。

案 例

11 岁的 Nicole 最初使用二甲双胍单药治疗 T2D，但由于二甲双胍单药治疗失败，因此添加了速效胰岛素。她的家人无法给她注射胰岛素，因此 VNA 每天两次到她家进行注射。随后，她参加了 BB LSI，体重减轻了 16 磅，最终停止使用这两种药物。更令人印象深刻的是 13 岁的 Eric，他减掉了 120 多磅，在最初减掉 40 磅后，停用了两种药物。他一直参加这个项目，直到 18 岁上了大学，并能够保持正常体重。Eric 每年都会回来和孩子们交流。事实上，许多过去的患者自愿回来（有些现在已经 30 多岁了）与新成员分享他们的成功经验，这是一种归属感、感激之情和长期减重的情绪分享。

来自我们患儿和家庭的个人反馈

12 周的课程结束后，家长和参与者都会向我们提供有关该计划或该计划如何改变他们孩子的反馈。包括以下内容：

父母：

· 我儿子终于有朋友了！

· 这是唯一能看到我孩子微笑的地方！

· 他对来到这里感到非常兴奋，以至于在我们不得不提前 1 个小时就做好了准备。

· 你们计划在周六提供这个课程吗？

·你们是否计划每天晚上都开设这个课程，而不仅仅是每周两个晚上？

·我女儿终于和我说话了。

孩子：

·我现在像猎豹一样奔跑！（8 岁）

·我的体育课没有再不及格了！（14 岁）

·我不再花更多时间在电子游戏上。（15 岁）

·我在这里交了很多朋友。（12 岁）

·我的家人对我很好。（13 岁）

·我现在和家人一起做饭。（10 岁）

·我现在可以穿凉快的衣服。（16 岁）

·我想我现在要去上大学了。（15 岁）

·我参加垒球比赛并进入了球队！（14 岁）

总　结

BB LSI 是耶鲁大学开发的一种基于证据的生活方式干预措施，旨在满足我们种族多样化人群的需求。它可以显示 BMI、体脂率和血糖水平的降低，以及自尊心的提升、家庭功能的增加。这是一个动态计划，会根据我们患者的需求和研究证据持续添加内容。多年来，使用过的家庭和孩子们分享了正向反馈，证实该计划是被广泛接受且有效的。

参考文献

[1] Savoye M, Shaw M, Dziura J,et al. Clinical benefts of the Yale Bright Bodies intensive lifestyle intervention program in overweight children: a randomized control trial. JAMA, 2007, 297:2697–2704.

[2] Nowicka P, Savoye M, Fisher PA. Which psychological method is most

effective for group treatment? Int J Pediatr Obes, 2011, 6（1）:70–73.

[3] DeStefano R, Caprio S, Fahey J,et al. Benefcial effects of supervised physical training in the management of overweight boys. Pediatr Diabetes, 2000, 1:61–65.

[4] Savoye M, Berry D, Dziura J, et al.Anthropometric and psychosocial changes in obese adolescents enrolled in a weight management program. J Am Diet Assoc, 2005, 105:364–370.

[5] Savoye M, Nowicka P, Shaw M, et al. Long-term results of a randomized controlled trial of a weight management program in an ethnicallydiverse population of obese children. Pediatrics, 2011, 127:402–410.

[6] Savoye M, Caprio S, Dziura J, et al. Reversal of early abnormalities in glucose metabolism in obese youth: results of an intensive lifestyle randomized controlled trial. Diabetes Care, 2014, 37:317–324.

[7] Van Name MA, Camp A, Magenheimer E,et al. Effective translation of an intensive lifestyle intervention in prediabetic Hispanic women in a community health center setting. Diabetes Care, 2016, 39:525–531.

[8] Taylor JH, Xu Y, Li F, et al. Self-esteem and family functioning as predictors and moderators of treatment outcomes in ethnically-diverse obese youth with abnormal glucose tolerance. Pediatr Obes, 2017, 12:453–461.

耶鲁儿童糖尿病项目——新诊断糖尿病时你需要知道什么?

第 20 章

Kerry Stephenson

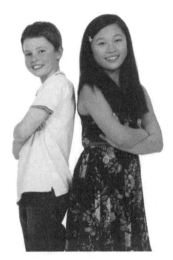

耶鲁儿童糖尿病项目

简 介

要记住你学习的所有内容都是很困难的,因此我们在每个部

K. Stephenson (✉)
Yale-New Haven Children's Hospital, Department of Pediatrics,
Yale School of Medicine, New Haven, CT, USA
e-mail: kerry.stephenson@yale.edu

© Springer Nature Switzerland AG 2021
W. V. Tamborlane (ed.), *Diabetes in Children
and Adolescents*, Contemporary Endocrinology,
https://doi.org/10.1007/978-3-030-64133-7_20

分的开头列出了"需要知道"的内容，以突出显示最重要的信息。

在本书中，我们使用"你"来代指：患糖尿病的儿童/青少年、糖尿病患者的兄弟姐妹、糖尿病患者的父母/监护人及糖尿病患者的配偶。

我们希望所有关爱糖尿病儿童的人都对这个病有所了解，希望这本书能提供相关的知识。如果你需要多个副本，我们很乐意额外提供。

如果你是第一次读这本书，而你或你爱的人刚刚被诊断为糖尿病，那么我们就知道这是一个非常艰难的时刻，有很多知识需要你学习。这可能让人难以承受，你可能会认为你永远都记不住所学的这些知识。

我们要你做的第一件事是深吸气，然后慢慢地把它呼出来。

你并不孤单，我们的团队与数千个新诊断的家庭进行了合作，我们理解这有多困难，所以我们会帮助你适应这个"新常态"。你要相信，你将为你的家庭创造一个"新常态"。这不会在一夜之间发生，但是请放心，在确诊的一年后，当你再次回顾过去时，你会惊讶于自己已经掌握了如此多的知识。

以下是我们团队帮助你家庭的几种方式：

·在医院期间，你将有机会与医生、护师、营养学家、社会工作者及护士沟通交流。

·你拥有这本书，可以随意在其中写笔记或记录问题。

·我们团队将会有一名成员在你出院后的每一天都与你联系，直到第一次随访。

·出院后2周左右你需要回我们的诊所复诊，4~6周后进行第二次复诊。

·此后，你需要每隔3个月定期到诊所复诊。

·对于糖尿病紧急情况，可以通过24小时紧急电话与我

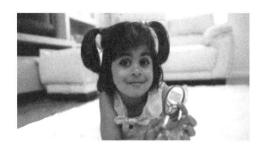

们联系，对于非急诊问题，可以通过电话、电子邮件和 MyChart 联系我们。

引言——儿童内分泌学主任 William Tamborlane 博士

1975 年，我开始了儿科内分泌学的培训，我喜欢将那个时期描述为"1 型糖尿病（T1D）的糟糕时代"。在那个时代，胰岛素是用牛和猪的胰脏制成的，也没有很好的方法来监测血糖水平，因为血糖仪或糖化血红蛋白（HbA1c）检测的方法还没有被开发出来。1979—1981 年，情况开始迅速变化，人们开发出了在家检测血糖水平、监测 HbA1c 和通过泵注射胰岛素的方法。

1993 年，糖尿病控制和并发症试验最终证明，使 HbA1c 水平尽可能接近正常水平可显著降低糖尿病并发症的风险。2009 年，来自糖尿病及其并发症流行病学（EDIC）的数据表明，即使患有糖尿病超过 30 年的人也是如此。

如今，我们拥有"智能"胰岛素泵、速效胰岛素、连续血糖监测仪，甚至已经向全自动人工胰腺迈出了第一步。所有这些进步都有助于糖尿病患者的健康。

我们的团队一直站在糖尿病治疗和控制的最前沿，我们将继续与你分享我们的所有知识，帮助你在生活中走上这条新的道路。

我们的团队

我们的团队由以下医疗专业人员组成：

·主治医师——世界知名糖尿病领域的专家，并定期参与具有创新性的糖尿病相关研究试验。

·研究员——在糖尿病和内分泌学领域进行研究并将成为专家的儿科医生。

·护师（NP）/医师助理（PA）——他们是我们团队的核心，负责大部分日常管理，并在我们的诊所照顾患者。

·护士——在患者就诊期间和之后提供服务。

·营养学家——利用专业知识帮助患者制定合理的饮食方案。

·社会工作者——为患者工作、学习、诊断应对、家人关系、情感支持和咨询及其他任何可能出现的问题提供相关帮助。

·研究协调员——负责支持临床研究，使我们能够始终处于糖尿病管理的前沿。

·行政支持人员——支持医疗团队的工作，使他们能提供更好的服务；负责接听来自患者、家庭和其他咨询者的电话。

我们的信条

·我们认为糖尿病是一种状态，而不是一种疾病。

·尽可能将血糖水平控制在接近正常水平，可以提高患者的生活质量并延长其寿命。

·我们相信糖尿病不会妨碍你做任何你想做的事情。

·我们相信成功治疗糖尿病是可能的，我们的团队将指导你取得成功。

·我们相信，你将很快成为"糖尿病专家"，并将学会尽可能独立地处理这种情况。

· 我们将随时提供咨询服务。

· 我们相信，我们都有相同的目标，那就是让你尽可能保持健康。

什么是糖尿病？

糖尿病是一种血糖水平过高的疾病。葡萄糖是人体的主要能量来源。没有正常的葡萄糖供应，身体就不能正常运转。

需要知道

· 当身体不能将葡萄糖转化为能量时，就会发生糖尿病。

· 1 型糖尿病（T1D）是一种自身免疫性疾病，身体破坏自身产生胰岛素的细胞。必须通过注射或泵入胰岛素来保持健康。

· 2 型糖尿病（T2D）发生在身体不能产生足够的胰岛素来满足需求时——这可以通过运动、健康饮食及使用降糖药物和胰岛素来治疗。

身体产生胰岛素是为了防止我们的血糖水平过高。胰岛素是一种由胰腺 β 细胞产生的激素，它能让葡萄糖进入人体细胞。当身体不能产生任何胰岛素或不能产生足够的胰岛素时，就会发生糖尿病。

以下是糖尿病最常见的类型。

1 型糖尿病（T1D）

这是一种自身免疫性疾病，这意味着平常清除细菌和病毒的免疫系统攻击、损害或破坏身体的某些细胞或器官。在糖尿病的情况下，身体也会对抗胰腺 β 细胞。当 β 细胞受损时，身体产生的胰岛素减少，没有足够的胰岛素会导致血糖升高。

虽然 T1D 患者在首次诊断时仍然可以分泌少量胰岛素，但他们仍然需要胰岛素治疗以保持血糖在正常范围内。一些 T1D 患者最终可能会失去产生胰岛素的能力。

目前，我们对糖尿病的病因并不十分清楚。我们知道糖尿病具有遗传倾向。然而，并不是具有相同基因的人都会患糖尿病。我们也知道某些事件会"触发"糖尿病的发生，但我们不确定触发因素是什么。

我们知道糖尿病并不是因为吃了太多的甜食，也并非患者或患者父母做过或没有做过某些事情而引起的。目前，我们还没有根治糖尿病的方法。但是，我们有许多新的方法来管理糖尿病，这样孩子就可以参加任何"正常"的儿童活动。

2 型糖尿病（T2D）

这是儿童糖尿病中增长速度最快的类型。它过去只在老年人中发现，与超重 / 肥胖和不经常锻炼有关。当超重 / 肥胖儿童越来越多时，就会有越来越多的儿童患有 T2D。T2D 通常发生在人们超重而导致的胰岛素不能正常工作的时候。患有 T2D 的人比不患糖尿病的人需要更多的胰岛素，但他们的胰腺无法满足额外的需求。

药物相关糖尿病

一些药物，如类固醇或治疗癌症的化疗药，会使血糖水平异常升高。当这种情况发生时，你需要应用胰岛素使血糖水平恢复正常。很多时候，一旦停用这些药物就可以停用胰岛素，这可能是一种暂时的糖尿病。

囊性纤维化相关糖尿病

患有囊性纤维化（CF）的儿童可患糖尿病。确切的原因尚不清楚，一般认为是慢性 CF 引起的胰腺炎症妨碍了胰岛细胞的正常工作。患有 CF 的儿童将血糖水平保持在接近目标水平保持在非常重要，有利于尽可能保持肺部健康。

需要知道

葡萄糖是人体用来提供能量的一种特殊类型的糖。所有其他类型的糖会都会被身体转化为葡萄糖。胰岛素是一种将葡萄糖从血液输送到人体细胞的激素。胰岛素由胰腺 β 细胞产生。

胰腺、β 细胞和胰岛素

管理糖尿病的第一步是了解身体通常如何处理糖。

如前所述，糖是身体的主要能量来源。糖来自我们所吃的食物，也来自身体本身——肝脏会提供稳定的糖供两餐之间使用。身体使用一种叫做葡萄糖的特殊类型的糖。葡萄糖可以被立即使用，也可以被储存在肝脏和肌肉细胞中，或者转化为脂肪。

胰岛素是由胰腺 β 细胞产生的。胰腺是一种位于腹部、靠近胃的腺体。除了分泌胰岛素外，它还分泌几种酶帮助消化我们所吃的食物。

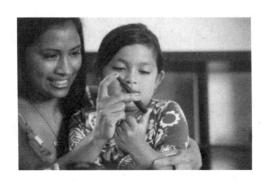

进餐时，食物中的碳水化合物被消化，转化为葡萄糖，并被吸收到血液中。随着血液中葡萄糖水平的增高，胰腺 β 细胞产生更多的胰岛素，这样多余的糖可以储存在肝脏、肌肉或转化为脂肪。如果没有这种额外的胰岛素，血糖水平将急剧升高，而身体将无法储存糖供需要时使用。

注射胰岛素的原因

所有 T1D 患者和部分 T2D 患者必须每天注射胰岛素，以维持生命和健康。

需要知道

·所有 T1D 患者必须每天使用胰岛素，部分 T2D 患者可能通过胰岛素和（或）药物及（或）运动和减重来治疗糖尿病。

·胰岛素只能注射给药。

·T1D 患者会使用不同类型的胰岛素。非常重要的是，你要知道你正在使用什么类型的胰岛素，以及每种胰岛素的起效时间、峰值和持续时间。

胰岛素只能注射或使用胰岛素泵输注。胰岛素不能口服，因为胃酸会破坏胰岛素。

目前上市的胰岛素可以分为四大类：速效胰岛素、中效胰岛素、长效胰岛素或预混合胰岛素。

请注意，最初开始的胰岛素计划并不是治疗糖尿病的唯一方法，我们将在后文讨论替代方案。

速效胰岛素

这种胰岛素能立即降低血糖。

·品牌名称：Humalog®（优泌乐）、Novolog®（诺和锐）或 Apidra®（艾倍得）。

·起效时间：10~15 min。达峰时间：1~2 h。持续时间：3~4 h。

中效胰岛素

这种胰岛素能缓慢降低血糖。

·品牌名称：NPH®（中性鱼精蛋白锌胰岛素）、Novolin N®（诺和灵 N）或 Humulin N®（优泌林 N）。

·起效时间：2~4 h。达峰时间：5~6 h。持续时间：10~12 h。

长效胰岛素

这种胰岛素是基础胰岛素。

·品牌名称：Lantus®（来得时）、Levemir®（诺和平）、Tresiba®（诺和达）、Toujeo® 或 Basaglar®。

·起效时间：2~4 h。持续时间：14~24 h。

护士会教你如何使用胰岛素。出院前，你需要为我们演示给你的孩子打针，这样我们可以确保你在家也能顺利为患儿注射胰岛素。以前胰岛素是通过注射器注射的，但现在我们使用胰岛素笔，这更容易便捷。

胰岛素笔的使用

许多家庭更喜欢使用胰岛素笔来注射胰岛素。胰岛素笔是一种使注射胰岛素更容易的装置。它们看起来很像钢笔和笔帽（这个名字就是从这里来的），并且预先装满了 300 U 的胰岛素。笔末端的旋钮"拨号"表示胰岛素剂量。在大多数情况下，你听到的每一声"咔哒"声都相当于 1U 的胰岛素。这种笔可以重复使用，直到胰岛素用完为止。大多数笔都是一次性的，当里面的胰岛素用完时（或者在它打开 30 d 后），就需要扔掉整个笔，换一支新笔。一些胰岛素笔可重复使用，并配有胰岛素盒。

笔中的胰岛素是用笔针注射的。这是一根小针，通过扭转的动作放在笔的末端。每次使用笔时都可以更换针头，但有些患者使用多次后才更换。

胰岛素笔有很多种。你将得到关于如何使用你或你的孩子的胰岛素笔的确切说明。请记住，胰岛素笔内只有一种胰岛素或两种胰岛素的固定混合物。

关于胰岛素笔，需要记住几点：

·每次使用前，务必"浪费"2~3 U胰岛素到水槽或垃圾桶中。这样你就可以看到针头里充满了胰岛素。如果不执行此步骤，可能会给予错误剂量的胰岛素（或根本没有胰岛素）。

·如果你在"浪费"时没有看到胰岛素滴从针头中流出，重复上述步骤直到看到胰岛素流出。

·计算点击次数并查看剂量窗口，以确认正确的剂量。

·笔应上下垂直，正对着要注射的部位。

·在注射胰岛素后等待 5~10 s，然后拔出针头，这一点很重要。这才能让选定剂量的胰岛素全部离开笔进入身体。

需要知道

·胰岛素要注入脂肪组织。

·定期更换注射部位非常重要。每天必须在同一时间使用中效或长效胰岛素，每日差异不超过 30 min。进食前应立即给予速效胰岛素。

注射胰岛素

·可在手臂、腹部、臀部和大腿注射胰岛素。

·胰岛素注入皮下（脂肪）组织。

·记住注射时先"捏起"一些皮肤和脂肪。

·变换部位：每次注射使用不同的部位，这有助于防止"脂肪硬结"（又名脂肪增生）在注射部位形成。后图展示了注射部位的选项。

– 例如：早上使用手臂或腹部，晚餐或睡觉时使用腿部或臀部。

– 你的医生将在门诊检查你的注射部位，以确保没有出现"脂肪硬结"（脂肪增生）。

·在取出注射器之前，请记住松开捏起的皮肤（否则，你可能会挤出胰岛素）。

·有时注射胰岛素会导致过敏反应：

– 你可能会看到注射胰岛素的区域周围发红。

– 你的孩子可能会抱怨发痒或注射部位发红。

– 诊断后 3~12 周，发红和瘙痒最为常见。

– 如果你有任何问题，请致电糖尿病团队。

– 这些反应通常不会引起更大的问题，常在短时间内消失。

对胰岛素的全身过敏反应（皮疹、荨麻疹、呼吸问题）极为罕见。如果你有任何上述症状，请立即拨打 120 和糖尿病团队的联系电话。

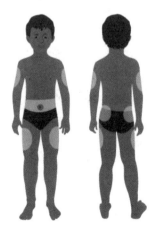

图片由 KidsHealth.org 提供，2008 年儿童健康 /Nemours 基金会保留所有权利

胰岛素泵治疗简介

胰岛素泵是一种模拟人类胰腺工作方式的小型计算机化设备，连续输送小剂量的短效胰岛素（基础率）和进餐时输注不同剂量的胰岛素（大剂量）。泵疗法可以使进食时间和进食碳水化合物的量上有更大的灵活性。1979 年，耶鲁大学的 William Tamborlane 博士首次在儿科患者中使用泵疗法。

因此，我们有许多患者使用胰岛素泵。我的患者中有近 70%~75% 转换为胰岛素泵治疗。你也可能认识一些使用胰岛素泵的人。在门诊随访期间，我们会更详细地介绍泵疗法，如果你感兴趣的话，我们可以提供一些可选择的项目。因为我们知道住院本身就让人难以承受，并且还涉及许多新的概念。我们鼓励家庭与保险公司联系，查看保险计划和费率。胰岛素泵通常包含在医保报销范围内。所以我们无法在此讨论太多细节。

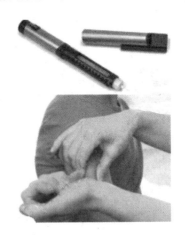

检测你的血糖

治疗糖尿病的一个非常重要的部分是检测血糖。了解你的血糖水平可以回答很多问题，例如：应该注射多少胰岛素？

可以锻炼吗? 需要检查酮吗? 应该改变胰岛素剂量吗?

需要知道

·血糖检测结果会告诉我们胰岛素在体内的工作情况。目标血糖水平为 3.9~6.1 mmol/L(70~120 mg/dL)(除非我们建议不同的范围)。

·如果你正在应用胰岛素,每天必须至少检测 4 次血糖水平。

·如果你感觉不舒服或正在锻炼或进行体力活动,则应进行额外的测试。

现在的血糖检测仪速度非常快,使用的血量非常少。可以从手指、手掌或手臂取血。仪器种类很多,护士会帮你使用。

如果你正在使用胰岛素,则必须每天至少测试 4 次血糖:早餐前,午餐前,晚餐前,睡觉前。

你可能还需要在额外的时间测试你的血糖,包括感觉不舒服时(检查血糖水平是否降低或升高),运动前,游泳前,夜间,生病中,以及糖尿病团队建议额外测试时。

监测血糖水平

成功控制糖尿病的家庭每周通常会留出 1 h 坐在一起检查血糖数值,并共同决定是否需要改变治疗方案。父母和患儿在这段时间里坐下来共同讨论血糖检测数据是一个好主意。对于患有糖尿病的儿童来说,学习如何寻找控制血糖水平的方案是很重要的,因为终有一天,糖尿病儿童会成为糖尿病成年人。

以前每次都必须由自己记录血糖值,因为这些仪表没有记忆功能。现在的血糖仪可以存储数百个血糖值,许多血糖仪都有计算机程序,允许下载所有的血糖值数据,这样你就可以研究自己血糖的变化模式。

现在,在开始的时候,我们也会要求你用"老式"的方式记录你的血糖值。这是因为在最初的1~2周内，我们每天都会与你沟通，所以把你的血糖值数据记录下来很重要。

无论你选择用哪种方式来监测血糖，定期检测都是非常重要的，这样你才能知道当下的胰岛素剂量是否发挥了作用。

日志页示例见本章最后的附录 A。

这些数字意味着什么？

对于不患糖尿病的人，"正常"血糖水平意味着他们进食后血糖水平在3.89 mmol/L 至 7.8~8.3 mmol/L。对于糖尿病患者，我们尽最大努力让血糖在"正常"范围内，但事实上这很难做到。我们会尽量使血糖接近正常范围，使低血糖值出现的次数最小化。理想情况下，我们希望看到低血糖值出现的次数小于所有读数的3%。

描述患者状况的另一种方法如下所示：

时间	目标
饭前	3.8~6.7 mmol/L（70~120 mg/dL）
餐后 2 h/ 零食后	＜ 10 mmol/L（＜ 180 mg/dL）
就寝时间	5.0~8.3 mmol/L（90~150 mg/dL）

持续血糖监测仪简介

持续血糖监测仪（CGM）提供了一种跟踪昼夜血糖水平的方法。有一根小导管置于皮下，每 5~15 min 提供更新的血糖值。有些系统是实时的，可以在收集数据时显示数据。其他的则是间歇性的，仅当用户使用其显示设备时才显示数据。患者每次佩戴传感器 7~14 d。它们可以最大限度地减少指尖采血，并提供趋势信息（即血糖是上升还是下降）。一些系统允许远程监控数据，传感器数据通过云发送，并且可以由数据的"跟踪者"

实时查看。这为一些家庭提供了一种安全感，无论是在孩子上学的时候，还是在夜间，都可以很容易获得数据。

出于多种原因，我们将在你住院期间简要讨论传感器。首先，重要的是你对糖尿病基本知识的了解感到满意。就像我们的日常设备（如手机）一样，传感器也会损坏，我们需要确保我们始终可以获得血糖数据。此外，在刚了解糖尿病诊断时，实时查看数据可能会让人不知所措，但当你对血糖变化趋势和糖尿病管理技能了解的比较多后就不会发生这种现象了。目前，大多数保险公司只报销你第二次就诊后的传感器（将这次入院算第一次就诊）。请注意，我们通常会在你第一次门诊就诊时更详细地讨论可用的技术。你可以联系你的保险公司，了解你的保险可能涵盖的传感器。

糖化血红蛋白水平（HbA1c）

为了了解如何控制糖尿病，我们将在你每次就诊时测量 HbA1c 水平。这项测试代表了过去 3 个月的平均血糖水平。1993 年发表的糖尿病控制和并发症试验的（DCCT）结果表明，当 HbA1c 尽可能接近正常值时，糖尿病发生长期并发症的风险较低。

日平均血糖与 HbA1c 的大致对照关系如下表所示：

糖化血红蛋白（HbA1c）	平均血糖值
6%	6.7 mmol/L（120 mg/dL）
7%	8.3 mmol/L（150 mg/dL）
8%	10 mmol/L（180 mg/dL）
9%	11.7 mmol/L（210 mg/dL）
10%	13.3 mmol/L（240 mg/dL）
11%	15 mmol/L（270 mg/dL）
12%	16.7 mmol/L（300 mg/dL）

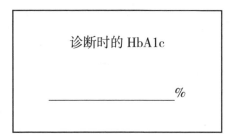

诊断时的 HbA1c

_____ %

我们的目标是尽可能使 HbA1c 保持在接近正常水平，同时不要太多次的低血糖。儿科的目标是保持 HbA1c 低于 7.0%。

葡萄糖目标范围内时间（TIR）

除了 HbA1c，TIR 也可以帮助我们更好地了解血糖模式。TIR 是根据 CGM 或传感器上收集的数据计算的。通过从这些设备上传数据，我们就可以确 TIR。上传数据的设备有很多，我们使用 Tidepool（有关 Tidepool 的信息见附录 B）。

TIR 的分类见下表：

TIR	定义
＜ 3 mmol/L（54 mg/dL）时间	2 级低血糖（血糖非常低）
＜ 3.9 mmol/L（170 mg/dL）时间	1 级低血糖（低血糖）
3.9~10 mmol/L（180~770 mg/dL）时间	在范围内（目标）
＞ 10 mmol/L（＞ 180 mg/dL）时间	1 级高血糖（高血糖）
＞ 13.9 mmol/L（250 mg/dL）时间	1 级高血糖（血糖非常高）

对于青少年糖尿病患者，建议至少有 60% 的时间在时间范围内（大约为每天 14.5 h）。重要的是，在目标范围内每增加 5% 的时间，就相当于每天在目标范围多增加 1 h，这在临床上很重要。

通过测量 HbA1c 和 TIR，我们试图了解糖尿病患者离实现建议目标有多近。这些措施有助于我们更好地了解是否及如何调整患者的胰岛素剂量。

需要知道

任何低于 3.9 mmol/L 的血糖值都被视为低血糖。

·如果可以的话，首选测试以确认低血糖，然后治疗。

·用速效葡萄糖治疗：10~15 g。

·当有疑问时，先按低血糖处理。

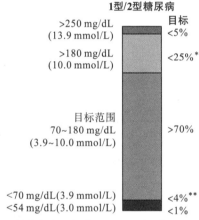

对于年龄＜ 25 岁的患者，如果 HbA1c 目标为 7.5%，则将 TIR 目标设定为大约 60%（有关儿科管理中目标设定的更多信息，请参见正文中的"葡萄糖目标范围内时间"）。

*：包括大于 250 mg/dL（13.9 mmol/L）值的百分比。

**：包括＜ 54 mg/dL（3.0 mmol/L）值的百分比。

摘 自 Battelino T, Danne T, Bergenstal RM, et al. Clinical targets for continuous glucose monitoring data interpretation: Recommendations from the international consensus on time in range.Diabetes Care，2019，42（8）:1593−1603. https://doi.org/10.2337/dci19−002.

低血糖

低血糖的定义为任何低于 3.9 mmol/L 的血糖水平，无论是否有症状。每个人的症状和体征可能不同，但有一些提示血糖过低时可能会看到或感觉到的症状，如发抖、大汗、头晕、饥饿感、疲倦、头痛、言语困难、紧张或不安等。

低血糖的常见原因包括胰岛素过多，进食太少，运动过多。

我们无法阻止低血糖的发生，所以我们会教你如何治疗低血糖。如果你注意到低血糖在每天的同一时间发生，我们将教你如何调整你的胰岛素剂量。

请注意，尤其是在诊断之后的最初阶段，即使血糖在正常范围内，低血糖症状也很常见。这是由于在诊断前血糖水平较高，身体习惯了较高的水平。当血糖达到正常范围时，身体会错误地提醒你血糖过低，可能会出现低血糖症状。身体需要适应一段时间，才能重新调整到血糖 < 3.9 mmol/L 时才出现低血糖症状。

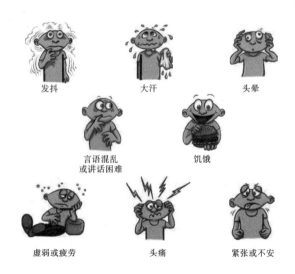

发抖　　　　　　大汗　　　　　　头晕

言语混乱
或讲话困难　　　　　饥饿

虚弱或疲劳　　　　头痛　　　　紧张或不安

如果你感觉发生了低血糖，但你的血糖不低于 3.9 mmol/L 时，不要使用下表所示的碳水化合物量进行治疗很重要。否则，即使血糖在正常水平，你的身体也会不断提醒你。有时，通过进食不含碳水化合物的食物（蛋白质或蔬菜），可以"欺骗"身体，你正在为缓解低血糖努力，但不会导致血糖升高。

轻度	中度	重度
没有 / 轻度症状 10~15 g 速效糖	症状要严重得多 10~15 g 速效糖	昏倒或惊厥发作
选一种	选一种	胰高血糖素注射液
120 mL 果汁	120~180 mL 果汁	胰高血糖素注射剂：给药前需要混合
120 mL 苏打汽水 3 片葡萄糖片	120~180 mL 苏打汽水 4~5 片葡萄糖片	预填充胰高血糖素笔
3~4 块软糖	4~5 块软糖	或
15 粒彩虹糖	15~20 粒彩虹糖	鼻胰高血糖素
1 汤匙蜂蜜 1 管蛋糕胶	1.5 汤匙蜂蜜 2 管蛋糕胶	拨打 911（120）或你所在地区的急救服务
如果离下一顿饭或零食的时间超过 1 h，注射胰岛素治疗的患者应在快速治疗后吃一点小点心（10~15 g）。建议的零食包括：2 块全麦饼干、120 mL 牛奶；4 份花生酱、果汁、醒后饼干、1 个麦片棒、半个三明治		胰高血糖素可能引起恶心和呕吐。一旦胰高血糖素代谢，血糖可能再次下降

低血糖的治疗

关于严重低血糖症：严重低血糖症很少见，新诊断时更为罕见。它与特定的血糖水平无关。相反，最近的研究表明，严重的低血糖事件通常发生在血糖持续数小时处于低水平且在此期间未进行治疗之后。有时发生严重低血糖事件的风险会增加，我们将与你一起学习如何识别这些时间和降低风险的方法。

需要知道

查看你的血糖日志，查找超过 7.8~8.3 mmol/L 的时间段。

当血糖水平非常高（＞16.7 mg/dL）时，不要惊慌。只要你感觉良好，即使血糖水平非常高也不是一个非常紧迫的问题。非常高的血糖水平（至少相隔 2 h）意味着你需要弄清楚为什么会发生这种情况，以及你可以做些什么来降低你的血糖。

如果血糖水平非常高（至少相隔 2 h），需测试血酮体或尿酮体。

高血糖

血糖水平超过 10 mmol/L 是一个高水平，通常发生在饭后。你不需要采取任何措施，只需要观察是否每天同一时间都会出现这种情况。接下来，我们将教你如何通过改变你的胰岛素剂量来应对高血糖情况。

任何超过 16.7 mmol/L 的水平都被认为是非常高的水平。在被诊断之前，你的血糖可能经常超过 16.7 mmol/L。现在，当我们开始监测你的血糖或者如果你启动 CGM，你一定会在某个点看到一个超过 16.7 mmol/L 的数字。不要对一个非常高的血糖水平值感到恐慌，不需要因为一次高血糖去医院。它可以作为一个警报——让你知道你需要做一些额外的血糖监测，也许应该检查一下酮体，并且根据你治疗糖尿病的方式，它还可能提示你需要额外应用胰岛素。

请注意，我们预计未来几周会出现高血糖。这在我们调整胰岛素剂量时很常见。你将带着我们的"糖尿病备忘录"离开医院，该备忘录将为你提供一个关于如何管理任何严重高血糖的详细计划。我们每天打电话的原因之一是，如果我们看到血糖水平变化的趋势，我们就可以帮助你调整胰岛素剂量。

一些人可能不会注意到血糖水平过高的症状，而另一些人则不会。当你的血糖水平非常高时，你可能会发生以下一些常见症状：非常渴、比平时更频繁排尿、非常饥饿、困倦、视力模糊、感染或创伤的恢复比平时慢。

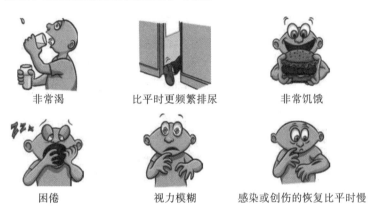

非常渴   比平时更频繁排尿   非常饥饿

困倦   视力模糊   感染或创伤的恢复比平时慢

酮体、酮症和糖尿病酮症酸中毒

非常高的血糖水平（＞ 16.7 mmol/L）意味着身体没有足够的胰岛素将糖转化为能量。即使血液中的葡萄糖含量很高，身体细胞也可能发出它们没有足够能量的信号。在这种情况下，身体将开始消耗脂肪为细胞制造能量，这被称为酮症。

消耗身体脂肪获取能量会产生一种叫作酮体的"剩余物"。酮体是一个严重影响健康的问题，因为它们可以在几个小时内在体内积聚到相当高的水平，使血液过酸，使器官无法正常工作。这会导致一种威胁生命的糖尿病急症，称为糖尿病酮症酸中毒（DKA）。典型的DKA必须在医院的重症监护室进行治疗。记住 DKA 是可以预防的，这一点非常重要。

出现以下情况，必须开始监测酮体：

·呕吐（无论血糖水平如何）。

·连续 2 次血糖水平（至少间隔 2 h）> 16.7 mmol/L。

·生病休假——任何你因病得太重而不能上学的情况（不考虑血糖水平）。

有两种检查酮体的方法：

·尿检：将试纸放在尿液中再取出。15 s 后，观察颜色变化并对应于标签上相应的颜色，以确定酮体的含量。

·血液测试：使用一个测量仪和测试条（如测试你的血糖水平）。它提供了一个数值，下表可以帮助你确定酮的含量。

酮体水平	尿酮体	血酮体
正常或阴性	未变色	< 0.6 mmol/L
轻度升高	微量	0.6~0.9 mmol/L
明显升高	少量	1.0~1.5 mmol/L
极高	中量	1.5~3.0 mmol/L
危险值	多量	> 3.0 mmol/L

运动与糖尿病

体力活动是降低血糖水平的好方法。运动可以让肌肉细胞从血液中获取糖，而不需要胰岛素。

与不运动的人相比，经常运动的糖尿病患者 HbA1c 水平更低，血糖水平更稳定。然而，对于 T1D 患者来说，任何运动量都不能消除每天注射胰岛素的需要。

患者在运动期间或运动后可能会出现低血糖，因此，知道如何通过谨慎控制血糖、胰岛素和食物以保障安全运动很重要。

运动对糖尿病患者尤其重要，我们鼓励他们这样做，但必须将其纳入治疗计划。请让我们知道你可能正在进行的任何体育活动，我们将与你共同制定一个治疗计划。

下面是一些关于如何锻炼的建议。记住，每个人的身体都是不同的，这些建议并非适用于所有人。

低强度活动（如步行、棒球、高尔夫）：

·使用常规剂量的胰岛素。

·运动前后测试血糖。

·如果运动前血糖＜ 5.6 mmol/L：服用 15 g 速效葡萄糖（液体或片剂）。

·如果活动持续时间超过 2 h，中间食用含 15 g 碳水化合物的零食。

中等强度活动（如休闲自行车、游泳）：

·将当天的胰岛素剂量降低 10%（至少减掉 0.5 U）。

·运动前后测试血糖。

·如果运动前血糖＜ 8.3 mmol/L：服用 15 g 速效葡萄糖（液体或片剂）。

·如果活动超过 1.5 h，中途测试血糖，并食用 15 g 含碳水化合物的零食。

高强度活动（如竞技游泳、足球、长曲棍球、有氧运动及冰球）：

·将当天的胰岛素剂量降低 20%（至少减少 1 U）。

·运动前、运动中、运动后测试血糖。

·如果运动前血糖＜ 8.3 mmol/L：服用 15 g 速效葡萄糖（液体或片剂）。

·活动期间，如果血糖在 5.6~8.3 mmol/L，休息时饮用 Gatorade$^{®}$（佳得乐）饮料。如果＞ 8.3 mmol/L，则饮水。

·中途食用含 15 g 碳水化合物的零食。

运动前，如果血糖＞ 16.7 mmol/L，检查酮体。如果酮体是中量或大量，不要运动。

我现在应该吃什么？一份营养基础指南

我们唯一要求你远离的是普通果汁、普通苏打水和普通枫糖浆。这 3 种碳水化合物（糖）可使血糖异常升高，但没有任何其他营养成分。

需要知道

·碳水化合物是我们吃的食物中的"糖"。

·蛋白质和脂肪不会直接影响血糖水平。

·"无糖"并不意味着不含碳水化合物。

·"糖"并不是一个不好的词。

·远离常规果汁和苏打水，除非你正在治疗低血糖。

所有其他碳水化合物来源（淀粉、糖果、水果、奶制品）都可以。对血糖水平影响最大的是摄入的碳水化合物的量，而不是碳水化合物的类型。

继续为患有糖尿病的儿童提供与家庭其他成员相同的健康膳食。患有糖尿病的儿童不需要特殊食物或特殊饮食。你不需要购买"糖尿病"食品或"低碳水化合物"食品。偶尔也可以吃甜食——就像你允许没有糖尿病的孩子吃甜食一样。

在开始时，我们会要求你每天尽量保持每顿饭中碳水化合物的含量不变，这样我们就可以确定你需要多少胰岛素。稍后，我们将教你如何根据你想吃的碳水化合物量调整胰岛素。

关于食物与糖尿病的一般指南

·饮食均衡。

- 保持适当的体重。
- 尽量每天锻炼。
- 每天摄入等量的碳水化合物。
- 每天在同一时间吃正餐和零食。
- 不要过度治疗低血糖。
- 根据你吃的食物和运动量调整胰岛素。
- 运动时，吃零食以避免低血糖。

碳水化合物的计算

碳水化合物是我们常用的淀粉和糖的另一个说法。碳水化合物可以在下表中的食物中找到。含碳水化合物的食物对血糖水平有直接影响，因为它们在胃和肠道中迅速转化为糖。速效糖，如果汁、蜂蜜和普通苏打水会在 15~30 min 内提高血糖，而作用较慢的糖，如面包、意大利面和豆类则需要更长的时间，可能需要 30~60 min。

食物中的脂肪、蛋白质和其他类型的营养素对血糖水平的影响没有碳水化合物大。事实上，脂肪和蛋白质可以减缓碳水化合物的吸收。患有糖尿病的儿童应选择饱和脂肪含量低、蛋白质含量足的食物，以促进正常生长发育。

面包	青豆	鸡尾酒
饼干	土豆	普通苏打水
谷类	笋瓜	蜂蜜
大米	酸奶	蔗糖
麦片	水果	糖浆
意大利面	牛奶	方糖
玉米	水果汁	巧克力
干豆	柠檬饮料	

食物中碳水化合物的数量确定的方法：①使用大多数包装食品背面的营养成分标签；②查阅书籍或在线查找食品及其碳水化合物含量的信息。

使用营养标签计算碳水化合物

营养标签上的信息是以一份为基准的，但许多食物包装包含不止一份。根据分量，确定你吃了多少。如果你吃两份，你摄入的碳水化合物量就会翻倍。当你比较不同品牌的碳水化合物和营养成分时，看看分量是否相同。

碳水化合物计数的目的是教你和你的孩子测量摄入的食物的糖含量。每天每顿饭或零食的碳水化合物总量保持不变是非常重要的。一个孩子不必每天吃同样的食物，只要碳水化合物的数量保持不变就可以。

脱脂牛奶		
每份 240 mL		
每箱 2 份		
每份营养含量		
80卡路里	脂肪能量0	
	每日摄取值*（%）	
总脂肪	0 g	0%
饱和脂肪	0 g	0%
胆固醇	<5 mg	1%
钠	130 mg	5%
总碳水化合物	12 g	4%
膳食纤维	0 g	0%
糖	11 g	
蛋白质	8 g	
维生素 A 8%	维生素 C 4%	
钙 30%	铁 0%	维生素 D 25%

* 每日摄取量基于2000卡的食谱
  你的每日摄取量可能高于或低于你的能量需求

	卡路里	2000	2500
总脂肪	低于	55 g	50g
饱和脂肪	低于	20 g	25 g
胆固醇	低于	300 mg	300 mg
钠	低于	2400 mg	2400 mg
总碳水化合物		300 g	375 g
膳食纤维		25 g	30 g

建议碳水化合物和零食的范围

在住院期间，你将与营养师当面讨论你目前的饮食习惯，并制定个性化的碳水化合物计数膳食计划。

现在和接下来的几周里，你感到饥饿是很正常的。如果你觉得摄入的食物不够，请告诉我们，因为我们可以调整你的碳水化合物量，这样你就不会那么饿了。可能也需要增加胰岛素剂量，但这不是问题。我们的目标是使胰岛素与你想吃的食物相匹配，而不是让你吃与胰岛素匹配的食物。

记住，随着你的成长，你将需要更多的食物。这也意味着更多的碳水化合物。每个孩子都不一样，但总的来说，我们认为青少年比学龄期儿童需要更多的食物。下表列出了基于年龄的碳水化合物建议范围。这只是一个指导原则。你将与糖尿病团队合作，制定最适合你的个性化计划。

年龄 [a]	每日总碳水量	每餐碳水量	上午零食碳水量	午后零食碳水量	晚间零食碳水量
3~5 岁	160~185 g	30~40 g	10~20 g	10~20 g	10 g
5~7 岁	185~215 g	45~55 g	15~25 g	15~25 g	< 15 g
7~10 岁	215~250 g	45~60 g	30 g	30 g	< 15 g
10~13 岁	250~285 g	60~75 g	无	30~45 g	< 20 g
> 13 岁（男性）	325~375 g	75~90 g	无	30~45 g	< 20 g
> 13 岁（女性）	275~300 g	60~75 g	无	30~45 g	< 20 g

a：3 岁以下儿童应与营养师另行沟通

无糖食品

有些时候，平常的膳食计划是不够的，你会寻找更多的食物。在这段时间里，最好吃不影响血糖水平的食物。假如，当你的身体适应更"正常"的血糖时，即使你的血糖不低，你可能也会感觉低。这是尝试无糖食品的极好时间。下表列出了一些可以在正餐或零食时间以外食用的食物，这些食物可以在不提高血糖水平的情况下帮助缓解饥饿。

蛋白	生蔬菜	脂肪	无糖选择	其他
牛肉	任何蔬菜	2~3 汤匙沙	冰棒（无糖）	美式酸黄瓜
鸡肉	都可以	拉酱	热可可(无糖)	橄榄
猪肉 / 火腿	胡萝卜	2~3 匙沙拉	Jell-O®（无糖）	法式清汤
鸡蛋	芹菜	酱牧场或	果冻（无糖）	
芝士	黄瓜	其他类型		
花生	辣椒			
黄油	西兰花			
坚果	青豆			
金枪鱼	莴苣			

病假期间的管理

生病时，管理糖尿病可能会更加困难。血糖水平可以高也可以低，身体承受着巨大的压力，需要更多的能量来清除细菌。当我们谈论"病假"时，我们指的是一种严重到你必须待在家里无法上学的疾病。

需要知道

· 呕吐被认为是糖尿病急症。

· 绝对不能停止你的胰岛素——如果你认为剂量不对，打电话给我们。

· 在疾病期间，每隔几个小时检查一次你的血糖和酮体水平。

如果你的身体不能从食物或糖中获得能量，就会很快开始消耗身体脂肪，消耗脂肪获取能量会导致酮体的生成。酮体可在血液中积聚，导致糖尿病酮症酸中毒（DKA）。这是一个危及生命的紧急情况。

即使病到无法进食，你仍然需要胰岛素。你的身体需要足够的胰岛素，这样可以防止从使用糖转变为使用身体脂肪来获取能量。

请注意，你的孩子可以继续服用他们在诊断糖尿病之前服用的大多数药物，包括止痛药（美林或泰诺）、季节性过敏药物等。如果你对新药物会如何影响血糖水平有任何疑问，请联系我们的团队。

病假期间的指导

·无论是白天还是夜间，都应每 2~3 h 检查一次血糖。请参考附录 A。

·每隔几个小时检查一次酮体 [即使血糖不高和（或）之前酮体呈阴性]。

·如果没有呕吐，小口饮用白开水。血糖 < 10 mmol/L 时饮用含糖的液体，如苹果汁、佳得乐®、姜汁汽水、普通冰棒；血糖 > 10 mmol/L 时使用不含糖的液体，如水、Crystal Lite®、Propel®、减肥姜汁汽水、无糖冰棒。

·如果出现呕吐，等待至少 1 h，然后非常缓慢地摄入液体（第 1 个小时每 15 min 1 汤匙）：血糖 < 10 mmol/L 时使用含糖的液体，如苹果汁、佳得乐®、姜汁汽水、普通冰棒；血糖 > 10 mmol/L 时使用不含糖的液体，如水、Crystal Lite®、Propel®、减肥姜汁汽水、无糖冰棒。

·不要停止使用胰岛素，但可以改变剂量。如果你需要帮助确定使用剂量，请致电糖尿病小组。

·如果血糖值非常低，并且你呕吐或不能喝任何东西，将手指浸入一碗掺有肉桂的食糖中，然后吮吸手指上的糖。如果你有胰高糖素急救箱，将胰岛素注射器取出：年龄 < 2 岁给予 2 U；年龄 2~14 岁每岁给予 1 U（如 7 岁，给 7 U）；15 岁以上

给予 15 U；如果有胰高血糖素鼻粉剂（Baqsimi），也可以使用。

糖尿病与学校

你需要在学校度过很多时间，所以让学校知道你被诊断为糖尿病是非常重要的。

需要知道

·住院期间给学校打电话，让他们知道你的新诊断。

·与学校保健医生见面时，确保随身携带一份糖尿病医疗管理计划的副本。

·确保你的学校始终备有足够你需要的物品。

·把"糖尿病学校工具包"放在一个塑料盒子／箱子里。

·如果你在学校期间在获得所需物品方面有任何困难，请致电我们的社会工作者。

你的老师、校长和学校保健医生需要被告知你的患病情况。如果你坐公共汽车上学，你的公共汽车司机也需要知道。分享这些信息将有助于你在学校保持安全和健康，并让你专注于学习。

学校的建议

·住院期间致电学校，要求安排一个与学校保健医生和（或）校长会面的时间。

·确保你从我们的团队获得一份"学校管理指导"（糖尿病医疗管理计划）。这些指导将帮助学校在你在校期间帮助管理你的糖尿病。

·准备一个"糖尿病学校工具包"——在学校时需要随身携带的物品，以及一个血糖仪（如果你没有，请咨询我们），血糖测试条和采血装置，果汁盒，葡萄糖片，葡萄糖凝胶，胰高血糖素注射液或胰高血糖素鼻粉剂，燕麦卷或其他小吃，测试酮体的试纸条，瓶装水（如果你不想饮用学校的水）。

· 随时准备一些东西，以便及时应对低血糖，低年级班里通常在老师的桌子上放着果汁盒。大一点的孩子会在他们的口袋或背包里备一些吃的东西。

· 如果外出健身或休息，低血糖治疗由你自己负责或由老师帮助实施。

· 在开始标准化测试之前，一定要制定一个糖尿病管理计划。你应该被允许测试自己的血糖，并在需要的时候采取措施控制糖尿病，你不应该因此而受到责怪。

· 考虑与学校工作人员讨论任何可能发生的紧急封闭演习。如果你的孩子在很长一段时间内不能离开教室，应制定一个计划。

· 考虑一个健康保护计划——你和学校之间的法律协议，详细说明你的糖尿病在学校如何管理。

心理健康与糖尿病

糖尿病诊断病是一项艰巨的工作，需要被诊断者及其护理者持续的专注。通常情况下，这段时间可能伴随着压力和情绪反应，包括不知所措、焦虑、抑郁和愤怒。

所有患者及其家属均可获得社会工作者的支持。事实上，我们要求社会工作者与所有新发患者家庭会面。

经历各种各样的情绪是完全正常的，尤其是在这个调整期。你可能会问一些问题，如"为什么是我？"我们的社会工作者团队可以提供与应对糖尿病相关的咨询服务。我们还会考虑其他一些影响因素，如注意缺陷多动障碍、现有的心理健康病史、程序性焦虑。社会工作者将协助学校制定计划、安排食宿、处理新诊断家庭发生的变化，以及联系社区资源。支持治疗是有效的，并鼓励你迎接这个新的且具有挑战性的生活变化。我们的门诊团队包括专门的社会工作支持，因此即使在诊断后很长时间，你也可以获得这些服务。我们的团队致力于保护你的身体和心理健康。

你可以在线学习糖尿病相关知识和心理健康：青少年糖尿病研究基金会（www.jdrf.org/t1d-resources/living-with-t1d/mental-health/），美国糖尿病协会（www.diabetes.org/diabe-tes/mental-health）。

出　院

你出院后，我们将持续与你保持沟通。

我们将继续每天与你交谈，通常是在诊断后的前两周。我们会要求你每天与我们电话沟通，以便调整胰岛素剂量。

请记住，你可以通过这些电话向我们询问任何问题。根本就没有所谓的愚蠢的问题。我们知道一旦你离开医院，会有很多问题出现，所以请放心和我们联系。

如何联系糖尿病团队

剂量调整电话
周一至周五

- 拨打 203–785–5831 并按 #3 联系我们的护理人员。
- 请在中午 12 点至下午 2 点之间致电（除非另有安排）。
- 请在我们的护士热线上留言，护士会给您回电话。
- 请务必关闭取消来电显示功能。

周六、周日和节假日

- 拨打 203–785–5831，然后按 #1。

- 您将进入应答服务——请让他们呼叫值班临床医生。

- 请在中午 12 点下午 2 点之间致电（除非另有安排）。

- 请随身携带您所有的血糖数据和胰岛素剂量数据。

- 请务必关闭取消来电显示功能。

紧急呼叫

- 临床医生全天待命，为真正的糖尿病紧急情况提供服务。

- 此服务用于以下情况：呕吐或极度恶心，中等至大量酮体，严重低血糖症（先治疗，然后打电话给我们的团队），血糖水平连续 2 次超过 16.7 mmol/L（至少间隔 2 h）。

- 如果您不确定某件事情是否紧急，请先致电我们，以便我们可以帮助您作出决定——无论是白天或晚上。

- 拨打 203–785–5831，然后按 #1。

- 将进入应答服务，请让他们呼叫值班临床医生。

- 请务必关闭取消来电显示功能。

护士电话

- 我们的临床护士协调员在两次就诊之间提供服务，以回答无法等到您下次就诊的紧急问题。

- 这是一个语音信箱系统，您可以在 24 h 内收到回电。

- 拨打 203–785–5192 直接为语音信箱。

- 您也可以拨打 203–785–5831，按 #5 转至我们的前台，要求转接到语音信箱。

处　方

- 当您在诊所就诊时，请务必索取处方。

- 如果您发现您的医疗用品不足或需要更改处方，请使用我们的护士热线。

·请注意，我们最多需要 48 个工作小时来完成处方申请。

·拨打 203-785-5831，按 #3 进入语音信箱。

其他电话（预约变更、表格、信函等）

　·我们再次恳请您在就诊期间询问这些信息，但如果在下次就诊前出现问题，我们的行政人员将为你提供帮助。

　·拨打 203-785-5831，按 #5 转至我们的总部。

来诊所

此时，您在我们诊所的第一次预约已经开始了。

我们的位置：

1 Long Wharf Drive

Pediatric Specialty Center—2nd foor

New Haven, CT 06511

请注意，医院有一个免费停车场。前停车场有专门为儿科中心保留的空位。

重要电话号码：

主要诊所号码：203-785-5831

主要诊所传真号码：203-764-6748

在我们诊所的第一次预约期间，您将与我们的一名护师会面。第一次就诊时间长，有时长达 1.5 h。在这一次及之后的每一次就诊中，我们都将为您称重、测血压，并进行 HbA1c 检测。为了做这个检测，我们需要一滴血（与你检测血糖时相同）。

请带上您的日志、血糖仪及存疑的任何问题。您也可以与我们的社会工作者、心理学家和（或）营养师会面。

下次预约将安排在您第一次预约后的 4~6 周。之后，我们将每 3 个月与您在诊所会面。来我们诊所并不是"传统"的就诊，我们将只进行一次简短的体检，大部分时间将用于处理与糖尿病相关的问题上。如果您有一个特定的问题或担忧想要讨论，请在就诊开始时让您的临床医生知道。

在我们的诊所里，您有机会按照临床医生的要求或按日期和时间安排您的随访预约。如果您需要在固定的时间来，也是可以的。如果您希望每次就诊都看同一位临床医生，请让接待员知道您的偏好，我们将竭尽所能满足您的要求。

附录 A

日期	早餐血糖	中餐血糖	晚餐血糖	睡前血糖	中午12点	凌晨3点	其他（记录时间）	备注

附录 B

访问你的糖尿病数据

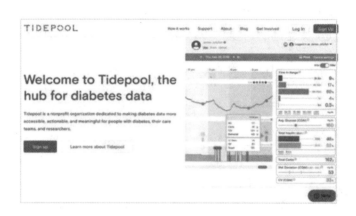

　　我们可以在多个不同的平台查看来自糖尿病设备的大量数据。在耶鲁大学儿童糖尿病中心，我们使用 Tidepool 查看糖尿病管理决策所需的数据。Tidepool 是一家允许上传多种糖尿病设备数据的非营利组织。

　　请保留这些说明以备将来使用，我们不需要你立即上传你的数据，因为我们将在常规电话中讨论血糖水平和胰岛素剂量。Tidepool 是一个非常有用的工具，你可以参考本节以获得帮助。

Tidepool 网址：www.tidepool.org

The Yale Children's Diabetes Program

Long Wharf Drive

Clinic offce: Pediatric Specialty Center - 2nd foor

Administrative offce: Suite 503

New Haven, CT 06511

ynhch.org

第3部分

索　引

索 引